LES [illegible]

le Dr Théodore [illegible]

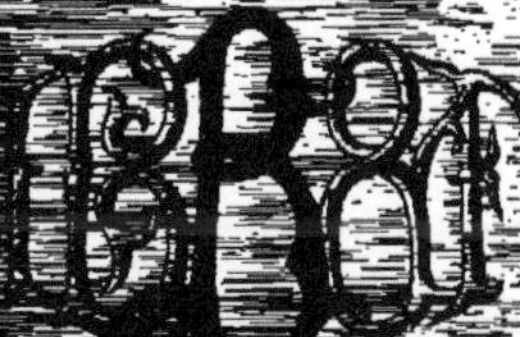

PARIS

LIBRAIRIE J.-B. BAILLIÈRE ET FILS

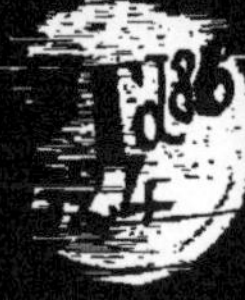

ÉTUDE CLINIQUE

SUR LES

ALIÉNÉS HÉRÉDITAIRES

LYON — IMP. PITRAT AINÉ, RUE GENTIL, 4.

LYON — IMP. PITRAT AINÉ, RUE GENTIL, 4.

ÉTUDE CLINIQUE

SUR LES

ALIÉNÉS HÉRÉDITAIRES

PAR

LE DR THÉODORE TATY

ANCIEN INTERNE A L'ASILE D'ALIÉNÉS DE BRON, INTERNE DES HÔPITAUX
DE SAINT-ÉTIENNE (LOIRE)

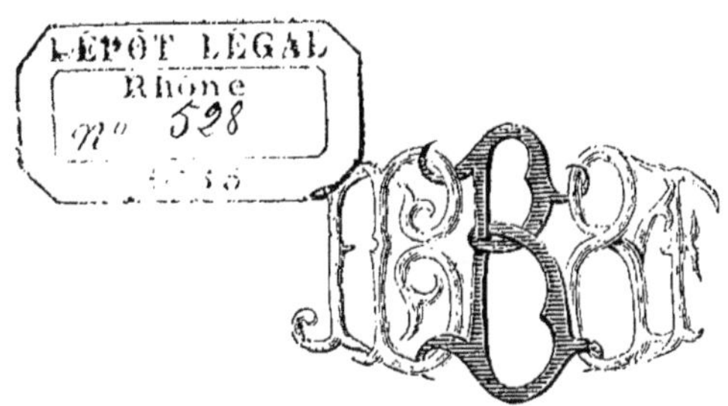

PARIS

LIBRAIRIE J.-B. BAILLIÈRE ET FILS

19, RUE HAUTEFEUILLE, PRÈS DU BOULEVARD SAINT-GERMAIN

LONDRES	MADRID
BAILLIÈRE, TINDALL AND COX	CARLOS BAILLY-BAILLIÈRE
20, King William street	Plaza de Topete, 8.

1885

AVANT-PROPOS

Pendant le cours de nos trois années d'internat à l'asile de Bron, et principalement à l'occasion d'un mémoire présenté à la Société médico-psychologique et fait en collaboration avec notre excellent ami M. le Dr Brun, médecin adjoint, sous les yeux bienveillants de nos maîtres et chefs de service, M. le professeur Pierret et M. le Dr Max Simon, qui avaient bien voulu nous laisser puiser largement dans leurs observations, nous avons pu étudier de très nombreux cas d'aliénation d'origine héréditaire. Résumer les données acquises dans cette étude et les appuyer sur les faits cliniques les plus concluants, tel est le but que nous nous sommes proposé dans ce travail.

De tout ce qui a été écrit jusqu'à ce jour sur l'hérédité

1

dans ses rapports avec la folie, il résulte que celle-ci est très souvent d'origine héréditaire, et que cette cause se trahit, dans beaucoup de cas, par des signes certains. On sait par contre que l'insuffisance des notions anatomo-pathologiques ne permet pas encore d'établir d'une façon bien nette ce groupe des aliénés héréditaires, et de justifier ainsi la classification étiologique des folies, telle qu'on la trouve ébauchée dans l'œuvre de Morel.

L'influence de l'hérédité sur la production de la folie est absolument hors de cause ; trop de statistiques sont venues à l'appui de cette thèse presque banale pour que nous pensions nécessaire d'en fournir une nouvelle.

Ce que l'on connaît moins bien, ce sont les manifestations symptomatiques, le *comment* de l'hérédité, suivant le mot de M. Legrand du Saulle. On sait que cette cause se traduit souvent par des symptômes bien nets, qu'elle crée des types cliniques si frappants qu'il est impossible de les méconnaître (idiotie), qu'elle intervient enfin avec une très grande influence dans la formation d'autres variétés (excitation maniaque, etc.). On a même été jusqu'à donner le nom de folie héréditaire à certaines de ces formes, à l'exclusion des autres. Ce qui manque, c'est une vue d'ensemble des plus constants de ces types ; il reste à montrer en quoi ils se rapprochent les uns des autres, en quoi ils se distinguent des autres formes d'aliénation, et comment sous l'influence des autres facteurs qui entrent en ligne de compte avec l'hérédité morbide dans la pathogénie de l'aliénation, ils arrivent à se fondre, à perdre leur couleur spéciale au point de n'être plus saisissables.

C'est ce que nous avons tenté de faire.

Dans un premier chapitre, nous résumerons les divers travaux publiés sur cette question ; puis, comparant les faits acquis à nos propres résultats, nous exposerons nos observations, groupées selon l'ordre qui nous semble le plus naturel.

Ces observations sont toutes inédites. Les malades qui y sont décrits ont été examinés au triple point de vue moral, intellectuel et physique. Nous avons tenu à établir, aussi circonstanciés que possible, les antécédents héréditaires de chacun d'eux, non pas pour faire œuvre de statistique, mais pour bien démontrer que les sujets étaient sous le coup d'une tare héréditaire. De même pour les antécédents personnels qui sont les plus intéressants, car la vie de l'asile laisse difficilement place à la manifestation des actes singuliers qui, dans la vie commune, caractérisent les aliénés héréditaires.

Une question importante, fort discutée encore, méritait une place dans notre travail. C'est celle des *stigmates de l'hérédité*, de ces signes de dégénérescence physique dont Morel avait presque voulu faire des signes pathognomoniques. Nous lui consacrerons un chapitre spécial où nous chercherons à voir la valeur de ces signes au point de vue du diagnostic.

Enfin, notre dernière partie sera consacrée à l'étude de la démence chez les héréditaires. Depuis Morel, tout le monde a noté chez ces malades une résistance spéciale à la terminaison commune des vésanies. Cependant ils deviennent déments, mais ils le font d'une manière à eux, qui peut servir encore à les caractériser.

En terminant cet exposé, il nous reste à remercier M. le professeur Pierret, médecin en chef du service des femmes à l'asile de Bron, qui depuis l'époque où nous sommes entré dans son service, n'a cessé de nous témoigner une si particulière bonté, qui a bien voulu accepter la présidence de notre thèse en guidant notre inexpérience et à qui nous devons de nombreuses observations. Qu'il veuille bien agréer le témoignage de notre profonde gratitude, et l'humble hommage de notre travail.

Ce nous est encore un devoir bien doux que celui d'offrir nos remerciements à nos autres chefs de service qui nous ont toujours témoigné tant de bienveillance pendant le cours de notre internat à l'asile de Bron et à l'hôpital de Saint-Étienne, M. le Dr Max Simon, médecin en chef du service des hommes à l'asile de Bron, notre premier maître en aliénation mentale, et M. le Dr Riembault, médecin des hôpitaux de Saint-Étienne, qui ont bien voulu nous permettre de prendre des observations de leurs services, ainsi que M. le Dr Couturier, médecin des hôpitaux de Saint-Étienne.

Enfin, à notre excellent ami, M. le Dr Brun, médecin

adjoint à l'asile de Bron qui nous a tant de fois prouvé son
amitié et dont le désintéressement nous a permis de tirer
seul profit de travaux communs où il avait une si large
part, nous ne pouvons qu'affirmer une fois de plus notre
affection et notre reconnaissance.

ÉTUDE CLINIQUE

SUR LES

ALIÉNÉS HÉRÉDITAIRES

CHAPITRE PREMIER

REVUE HISTORIQUE

L'étude de la folie héréditaire est si étroitement liée à celle de l'hérédité en général que pour en faire l'historique complet, il faudrait passer en revue tous les travaux qui traitent de cette dernière question. Nous n'entreprendrons point une tâche aussi vaste, et signalant rapidement les phases par lesquelles a passé l'étude de l'hérédité, nous nous bornerons à noter les travaux qui se rapportent plus spécialement à la clinique de la folie héréditaire, et aux moyens dont on peut disposer pour la recherche des caractères de l'hérédité.

Dans sa leçon d'ouverture sur la folie héréditaire M. Legrand du Saulle a résumé les tendances philosophiques et métaphysiques des savants du xviii° siècle et

du commencement du xixᵉ, en disant qu'ils avaient surtout recherché les causes et l'essence, en un mot, le
pourquoi de l'hérédité, comme plus tard, dans la période
féconde de 1824 à 1852, on en a surtout étudié le *comment*, c'est-à-dire ses manifestations symptomatiques.

Il appartenait en effet à l'esprit positif de notre époque
de faire justice des spéculations abstraites d'un autre
âge et de porter l'attention des médecins, dans l'aliénation comme dans les autres branches, sur le seul terrain
vraiment fécond, celui de l'observation clinique.

Cependant en 1801, Pinel, dans son *Traité médico-
philosophique sur l'aliénation mentale*, intitule le premier chapitre de l'étiologie : Aliénation originaire ou
héréditaire. Il dit que celle-ci peut être continue ou
intermittente, et ne se développer que dans un âge
avancé, et que le délire des aliénés d'origine peut avoir
divers degrés et être marqué par une entière subversion
de la raison. Il cite un cas remarquable par l'incohérence
du malade, sa loquacité et son absence de jugement.
Tout incomplet qu'il est, ce paragraphe permet de penser
que Pinel faisait déjà des aliénés héréditaires, une catégorie spéciale. Mais M. Foville pense qu'il s'agit là,
non pas d'aliénés héréditaires proprement dits, mais de
malades prédisposés à l'aliénation par une tare telle que
l'alcoolisme chez les ascendants.

Ce n'est guère qu'en 1824 que commencent les investi-
gations sérieuses. Des nombreux travaux accumulés par
Calmeil (1824), Bouchet, Cazauwiclh (1825), Guislain
(1826), Beau (1836), Piorry (1840), Gaussail
(1842), Gintrac (1845), Baillarger (1844). Prosper

Lucas (1849-1850), Boileau de Castelneau (1852), découle
ce que l'on pourrait appeler la physiologie de l'hérédité,
et les données acquises, les statistiques publiées, malgré
leurs imperfections et leurs dissemblances, permettent
déjà d'établir la pathogénie générale de la folie héréditaire.

En même temps certains aliénistes découvrent et dé-
crivent des formes d'aliénation mentale qu'on mettra plus
tard sous la dépendance de l'hérédité. Ce sont, pour la plupart, des maladies de la moralité : manie raisonnante de
Pinel, monomanies d'Esquirol, folie morale de Pritchard,
kleptomanie, pyromanie, érotomanie de Marc, et même
en 1835, Esquirol qui malheureusement n'entre pas
dans de plus grands détails, écrit sa célèbre phrase si
souvent rappelée depuis :

« ... . Cette funeste transmission, dit-il en parlant de
la folie héréditaire, se peint sur la physionomie, sur les
formes extérieures, dans les idées, les passions, les habitudes, les penchants des personnes qui doivent en être les
victimes; averti par quelques-uns de ces signes, il m'est
quelquefois arrivé d'annoncer un accès de folie, plusieurs
années avant qu'il éclatât. »

Ces lignes, où se trouve en germe l'idée des signes
physiques de la folie héréditaire, de ce qu'on appellera
plus tard *les stigmates*, peuvent servir d'épigraphe à
toute une série de travaux qui ont pour but de déterminer
le type héréditaire physique et d'en faire un pendant au
type épileptique.

Cette tendance se montre d'abord dans un travail de
Brigham en 1850 dont les *Annales de la Société médico-
psychologique* extrayent les faits qui ont rapport à la

configuration extérieure du crâne des aliénés. L'auteur ne trouve aucune différence entre les têtes des hommes sains et celles des hommes malades. Malheureusement, s'il fait une statistique des cas d'hérédité de l'asile d'Utique, il ne dit pas que les crânes des héréditaires aient été de sa part l'objet d'une étude spéciale.

Avec Moreau de Tours, la question se limite et se précise. Tout en complétant et généralisant les notions acquises par ses devanciers, Moreau s'occupe le premier de rechercher les signes objectifs de l'hérédité. Dans un mémoire publié par l'*Union médicale* de 1852, il se demande s'il existe des signes auxquels on puisse reconnaître la prédisposition héréditaire aux affections cérébrales. Mais il envisage la question à un point de vue particulier : les ascendants étant connus, existe-t-il des signes qui permettent de dire que tel ou tel descendant est plus prédisposé que d'autres à la folie héréditaire ? S'appuyant sur des lois générales d'hérédité, et sur les travaux de L'héritier, il conclut que le mal héréditaire frappera de préférence ceux des enfants qui n'ont que peu ou point de rapports de physionomie avec les parents chez lesquels le mal a pris sa source, et qu'il épargnera au contraire ceux qui ont avec ces derniers une ressemblance plus ou moins marquée. Ces assertions se vérifieraient par 164 cas sur 192.

En 1857 paraît le *Traité des dégénérescences physiques, intellectuelles et morales* où Morel, préludant à des travaux ultérieurs établit que l'aliénation mentale est une dégénérescence et indique quelques-uns des caractères qu'elle transmet. Nous retrouverons plus tard ses conclusions affirmées et développées.

Notons un travail de Schlaeger (1857), publié dans les *Annales médico-psychologiques* où on retrouve les tendances philosophiques de l'école allemande, une thèse de Homo (1858) à l'appui de l'influence de l'hérédité dans l'étiologie de la folie et arrivons enfin au premier travail exclusivement réservé à l'aliénation héréditaire.

Dans un mémoire intitulé : *Des caractères de l'hérédité dans les maladies nerveuses*, publié dans les *Archives de Médecine*, en septembre 1859, Morel de Saint-Yon, généralisant les notions déjà exposées précédemment dans ses études cliniques, établit d'abord que, si l'hérédité n'est pas un vain mot, les maladies nerveuses héréditaires ont un caractère qui leur est propre, étudie ensuite les transformations subies par la dégénérescence héréditaire, prévoit et réfute l'objection tirée de la différence apparente qui existe souvent entre les enfants d'un même lit au point de vue intellectuel et moral, décrit la marche de l'hérédité à évolution progressive dans quatre générations, et enfin en recherche les signes et les symptômes au triple point de vue des fonctions nerveuses, de l'état intellectuel et moral et des anomalies de l'organisme.

Les conclusions de ce mémoire sont assez importantes pour être reproduites :

« Les caractères de l'hérédité, dans les maladies nerveuses, dit l'auteur, se manifestent par des troubles spéciaux dans les fonctions physiques, par des anomalies non moins spéciales dans l'exercice des facultés intellectuelles et affectives.

« L'individu, atteint d'une affection nerveuse héréditairement acquise, révèle en outre l'origine de cet état morbide par de nombreuses défectuosités et infirmités de son organisme. Enfin, l'anatomie pathologique peut, dans quelques circonstances, compléter ce que l'examen des fonctions chez le vivant nous apprend sur l'influence exercée par les transmissions héréditaires de mauvaise nature.

« C'est de l'examen comparé de tous ces faits pathologiques de l'ordre intellectuel, physique et moral que le médecin déduira les règles qui lui permettront de conclure à l'existence de l'hérédité maladive chez l'individu, et à la possibilité de la transmission pour ses descendants. Cette transmission peut se faire dans des conditions similaires ; mais le plus souvent l'évolution pathologique des phénomènes est progressive et complexe.

« L'examen de tous ces phénomènes, qui se commandent et s'engendrent réciproquement, impose au médecin la solution d'un triple problème : nature de l'affection nerveuse des ascendants ; mode de son action chez les descendants ; possibilité d'une transmission ultérieure, similaire, progressive ou complexe.

« L'évolution de tous les phénomènes pathologiques propres aux affections nerveuses héréditaires comprend un cercle immense. A l'un des points de cette circonférence, on peut ne rencontrer que la simple exacerbation du tempérament nerveux, l'excentricité, la bizarrerie dans les actes, l'élément névropathique sous sa forme la plus simple, des nuances à peine perceptibles dans la sphère des défectuosités et infirmités de l'organisme.

« A l'autre point, on trouvera les caractères de l'hérédité dans leur expression symptomatique la plus complète et la plus radicale. Dans la sphère des facultés intellectuelles ou affectives, on observera des impulsions instinctives mauvaises, des tendances à des actes désordonnés et dangereux, des folies systématiques incurables et finalement l'abolition complète de l'intelligence. Dans l'ordre des fonctions physiques, ce sera l'alternance et la périodicité dans la manifestation des souffrances les plus variées du système nerveux : l'hystérie, l'épilepsie, l'hypochondrie avec leurs transformations les plus fatales, l'élément convulsif sous toutes ses formes et sévissant particulièrement dans la première enfance. On rencontrera chez ces malades héréditairement frappés, les affections cérébrales idiopathiques les plus complexes et les plus difficiles à guérir et qui, chez les individus prédisposés, éclatent sous l'influence de la moindre cause intercurrente.

« Enfin, les défectuosités et infirmités de l'organisme se révèleront par la prédominance des tempéraments lymphatiques et scrofuleux, par le rachitisme, le strabisme, la surdi-mutité, par les maladies du système osseux, par l'insuffisance du cerveau, par la déformation des oreilles ou par telle autre défectuosité, par toutes les conséquences des convulsions dans le jeune âge (hémiplégie, paralysie des extrémités inférieures, pieds bots, etc.), et finalement par des arrêts de développement, tels que le rabougrissement de la taille, l'atrophie des organes génitaux, l'absence de la seconde dentition, la stérilité absolue dans certains cas, le défaut de viabilité des enfants dans certains autres.

« Entre ces deux points extrêmes se dessinent, on le comprend facilement, une foule de situations névropathiques où la connaissance des caractères de l'hérédité dans les maladies nerveuses rend l'intervention médicale des plus efficace, soit comme traitement direct, soit comme hygiène et prophylaxie. »

Les pages de son célèbre *Traité des Maladies mentales* où il décrit, d'une façon magistrale, le groupe des aliénés héréditaires, sont le développement, la confirmation et le complément de ces idées. Il y divise ce groupe en quatre classes.

Première classe : Excentriques. Folie héréditaire due à l'exagération du tempérament nerveux chez les parents, folie similaire ou progressive.

Deuxième classe : Folies raisonnantes ou instinctives, monomanies, délire des sentiments et des actes avec conservation apparente des facultés intellectuelles.

Troisième classe : Folies héréditaires à existence intellectuelle limitée. Tendances précoces et innées pour le mal. Transition à l'idiotisme sous l'influence de certaines causes intercurrentes.

Quatrième classe : Imbéciles, idiots, crétins.

Il essaye enfin de faire l'anatomie pathologique de la maladie, dit que les lésions de la périencéphalite sont rares, que, dans quelques cas, on trouve les lésions de la démence, principalement lorsque la maladie est compliquée d'alcoolisme et de syphilis, mais qu'en général la résistance à la démence est remarquable.

C'est dans les anomalies des organes internes, et notamment du cerveau, qu'il cherche la raison de la folie héréditaire et il signale l'atrophie du tissu cérébral, la dilatation des ventricules, l'asymétrie du cerveau et du cervelet, les épanchements hydropiques.

Ailleurs, il note le rachitisme, l'absence de la seconde

dentition, le fait saisissant de l'atrophie des organes
génitaux dans les deux sexes et enfin les malformations
générales, tics nerveux, troubles du langage, strabisme,
etc., créant ainsi la célèbre notion des stigmates de
l'hérédité auxquels on a attaché plus d'importance que
Morel n'en attachait lui-même.

Que la classification de Morel soit ou non artificielle, la
notion des stigmates de l'hérédité n'en reste pas moins
posée, et il revient à l'illustre aliéniste la gloire d'avoir
fait faire à l'étude de l'hérédité un pas considérable.

En 1862, Marcé, reprenant les idées de Morel, donne
aux aliénés héréditaires une place dans son *Traité des
maladies mentales* et y décrit leurs caractères. Mais
M. Dagonet dit que, dans l'état actuel de la science, il
est à peu près impossible d'attribuer à la prédisposition
héréditaire des signes positifs qui la fassent sûrement
distinguer. Cependant il reconnaît à la folie héréditaire
certains caractères généraux, tels que le début spontané
ou sous l'influence de causes déterminantes insignifiantes,
et l'importance, comme cause occasionnelle, de la puberté
et de l'âge critique.

La question n'est donc pas encore résolue, mais l'élan
est donné ; dès lors les travaux s'accumulent et les
Annales médico-psychologiques, écho fidèle du mouve-
ment scientifique de ces dernières années, abondent en
documents.

En 1864, dans un travail de statistique du D* Hugh
Grainger-Stewart, de Brighton (Écosse), nous relevons
quelques données qui confirment les idées déjà émises
par ses prédécesseurs. L'auteur signale l'aptitude du
sexe féminin à pâtir de la folie héréditaire, la transmissi-

bilité de toutes les formes de folie et l'analogie entre
l'hérédité de l'aliénation et celle de la tuberculose au
point de vue de la variété des formes transmises de la
dégénérescence primitive. « La première attaque, dit-il,
se déclare avant la puberté ou à la puberté, et il reconnaît avec Maudsley qu'il s'agit alors de la manie héréditaire, tandis que la mélancolie et l'hypochondrie se
déclareraient au déclin de la vie.

La fréquence des rechutes lui fait dire qu'un malade
qui a été dirigé un grand nombre de fois sur un asile,
peut être, presque à coup sûr, regardé comme héréditaire.
Enfin, la majeure partie des héréditaires meurt entre
trente et soixante ans, tandis que les autres aliénés ne
le font qu'entre quarante et soixante-dix.

En 1867, M. Falret, dans une discussion à la Société
médico-psychologique, fait un tableau de l'état mental
des aliénés raisonnants que Morel a fait figurer dans sa
deuxième classe des aliénés héréditaires et conclut ainsi :
« Tout est irrégulier, étrange et désordonné dans le genre
de vie de ces êtres incomplets et mal nés, prédisposés
héréditairement à la folie raisonnante, lorsqu'on a
commencé à s'apercevoir de leur état maladif, surtout
caractérisé par la perversion des sentiments, des instincts, des penchants et le désordre des actes, mais dont
l'intelligence présente aussi des lacunes qui, pour être
moins saillantes, n'en sont pas moins réelles. »

Prenons aussi quelques notes dans le travail du D^r W.
Yung, à Leubus, résumé dans les *Annales* de 1867.
« La prédisposition héréditaire, dit-il, est plus grande
chez la femme que chez l'homme. La cause occasionnelle la plus influente pour le développement du trouble

mental héréditaire est l'époque de la puberté dans les deux sexes. »

En 1868, s'ouvre à la Société médico-psychologique une discussion sur l'hérédité, qui se limite malheureusement à l'hérédité de l'épilepsie.

Dans la même année, M. le Dr Campagne publie son *Traité de la manie raisonnante*. Au point de vue des signes physiques, il trouve, d'après Parchappe, que les maniaques raisonnants ont la tête plus petite que les personnes saines et plus grosse que les idiots. Il note que la courbe postérieure de la tête est plus petite chez eux que même chez les idiots et les imbéciles. Dans douze cas sur treize, l'aplatissement porte sur l'écaille occipitale, soit sur l'axe médian, soit un peu latéralement. « Nos maniaques, dit-il, portent donc dans la forme et le volume de leur tête l'empreinte de leur dégénérescence. La constance de ce fait lui donne une importance majeure. »

Dans toutes ces observations, on trouve une tare héréditaire plus ou moins marquée. Les malades qui en sont les sujets se répartissent, au point de vue moral, en trois variétés : 1° la variété orgueilleuse, 2° la variété égoïste, et 3° la variété envieuse.

Le poids de ces malades est à peu près celui des autres aliénés, mais la taille est un peu moins élevée; leur tempérament est nerveux ou lymphatico-nerveux, leur constitution robuste; ils sont moins souvent malades et vivraient plus longtemps que les autres insensés. Leurs enfants sont nombreux, mais meurent en grand nombre.

Si nous donnons ici ces quelques symptômes, c'est qu'on tend aujourd'hui à considérer la folie raisonnante comme une forme très fréquente de la folie héréditaire

2

et M. Legrand du Saulle affirme même très nettement que tous les fous raisonnants sont héréditaires.

En 1869, paraît un mémoire de M. Doutrebente qui contient vingt-cinq observations d'héréditaires, où les malades, étudiés plus spécialement au point de vue généalogique, présentent tous des signes physiques et ont une folie caractérisée par la périodicité des accès et des troubles moraux. Relevons ses deux dernières conclusions :

« Il est permis d'affirmer que l'hérédité morbide progressive ou accumulée crée une forme spéciale de folie : la folie héréditaire, de même que l'alcoolisme, l'intoxication saturnine, les névroses, hystérie, épilepsie, hypochondrie, créent des formes de folie auxquelles on a donné le nom de folie alcoolique, folie épileptique, folie hystérique et folie hypochondriaque.

« Il est possible, après une observation prolongée et parfois même superficielle, dont il faut cependant se défier, de reconnaître chez un aliéné ou simplement un névropathique, l'influence morbide héréditaire, et par suite de formuler un pronostic certain. »

Krafft Ebing étudie 292 cas d'héréditaires au point de vue du pronostic et en fait les trois classes suivantes, dont la mortalité est en raison inverse de l'énergie de l'influence héréditaire :

A. Prédisposition héréditaire latente : la folie fait explosion sans qu'il soit possible de trouver dans la vie passée du malade aucune anomalie psychique qui puisse être rapportée à l'influence héréditaire.

B. Folie héréditaire à évolution progressive. Phénomènes névro ou psychopathiques entachant tout le passé du malade d'une matière continue ou intermittente, et s'accentuant de jour en jour jusqu'au trouble psychique élémentaire et à la folie proprement dite.

C. Dégénérescence psychique congénitale (*moral insanity*, dégénérescence physique, imbécillité, idiotie).

Il y a là les éléments d'une bonne classification que nous verrons reprise plus tard par M. Magnan.

Un mémoire sur l'hérédité progressive où Morel explique les folies subites et les impulsions, une note sur l'hérédité du docteur Sauvet, et de nouvelles recherches statistiques du docteur Yung, confirmant celles de Grainger-Stewart, complètent la série des travaux de l'année 1869.

M. Thompson (1870) étudie la nature héréditaire du crime et trouve des déformations physiques qui trahissent les castes criminelles héréditaires. Il décrit le visage grossier, anguleux, abject, stupide, le teint sale des êtres qui les composent, et la laideur de formes, de figure et de mouvements des femmes ; il signale la fréquence des déviations spinales, des vices organiques du langage, des pieds bots, de la division de la voûte palatine, du bec de lièvre, de la surdité et de la cécité congénitales, de la paralysie, de l'épilepsie, de la scrofule, de la faiblesse d'esprit et de l'imbécillité. Il est intéressant à coup sûr, mais peut-être un peu risqué de rapprocher ces stigmates de la criminalité de ceux qu'on attribue à la folie héréditaire, quand on songe à la fréquence de la perversion morale chez les aliénés de cette classe.

En 1871, M. Bachelez étudie, dans sa thèse inaugurale, une variété particulière de la folie héréditaire, la folie à double forme. Il en donne dix observations assez courtes, dans lesquelles on relève cependant un trait commun : le début précoce coïncidant souvent avec l'établissement de la puberté.

M. Foville, en 1872, dans l'article Folie du *Nouveau dictionnaire de médecine et de chirurgie pratiques*, donne une place importante aux travaux de Morel. Sans partager complètement les convictions de cet auteur, il signale l'influence de l'hérédité sur la production de la folie à double forme et de la folie instinctive.

Cependant Tardieu, dans son étude médico-légale sur la folie, consacre un chapitre aux dégénérés. Il y fait un tableau des fous incomplets, des instinctifs, des malades atteints de psychopathie sexuelle et des aliénés persécuteurs, tout en faisant remarquer combien, dans ces cas, peut être délicate l'appréciation de la responsabilité.

Dans un article de M. Auguste Voisin on retrouve l'écho des idées de Morel; nous trouvons rapidement notés les signes de la prédisposition héréditaire et en particulier la forme aztèque de la tête et les dimensions de son diamètre antéro-postérieur qui, chez les individus atteints de folie simple héréditaire, est de 160 à 175 millimètres, tandis qu'en moyenne il est de 175 millimètres et au delà chez les gens normaux.

Dans cette même année, la *Gazette médicale* publie les leçons sur la folie héréditaire professées à l'école pratique par M. Legrand du Saulle. C'est l'exposé complet de tout ce que la science a acquis jusqu'à ce jour touchant cette délicate question. Le savant spécialiste y définit la folie héréditaire une « série de troubles psychiques appartenant uniquement aux aliénés héréditaires, espèce spéciale qui ne peut être acquise, qui est liée à la transmission héréditaire et ne peut exister en dehors de l'hérédité. »

Il signale la diversité de formes qu'elle affecte, depuis celle qui s'accommode avec l'accomplissement des devoirs sociaux jusqu'à l'idiotie la plus complète, étudie les symptômes 1° de l'ordre physique; 2° de l'ordre intellectuel et 3° de l'ordre affectif et moral; fait rentrer dans son cadre la folie raisonnante, la folie lucide de Trélat, la folie morale, les délires partiels et les monomanies, et confirmant les idées de Morel fait, pour ainsi dire, de la folie héréditaire une véritable entité morbide, avec son étiologie, ses symptômes, sa marche et son pronostic propres.

Ce qu'a décrit là M. Legrand du Saulle, c'est en somme la folie raisonnante, dans la plus large acception du mot, ou, si l'on préfère, la forme dégénérative nette de l'aliénation héréditaire.

M. Cotard, dit que Morel, dont le plus beau titre de gloire est peut-être la détermination du groupe des héréditaires, a démontré que certaines conditions d'hérédité produisent des dégénérescences caractérisées par des malformations physiques (stigmates de l'hérédité) et des malformations morales imprimant à la folie qui se développe aisément sur ce terrain, des caractères et une évolution propres. Les dégénérés forment donc une catégorie bien distincte parmi les aliénés, même en faisant abstraction des conditions héréditaires qui leur sont habituelles. « Je dois cependant, ajoute M. Cotard, faire une réserve : des aliénés notoirement héréditaires, atteints de folie intermittente, par exemple, ne présentent pas de signes appréciables de dégénérescence, et ne doivent pas à notre sens être confondus avec les vrais dégénérés. On voit, par ce exemple, le défaut de la classification étiologique qui réunit ces formes distinctes dans le groupe général des héréditaires. » C'est, en germe, l'idée que développera plus tard M. Magnan, quand il divisera les fous héréditaires en deux classes : les prédisposés et les dégénérés.

M. Ritti, de son côté, signale l'importance de l'hérédité comme facteur étiologique de la folie morale, de la folie raisonnante, de la folie impulsive, de la folie du doute avec délire du toucher, de la folie à double forme dans laquelle il fait rentrer cette perversion de l'instinct sexuel étudiée par Westphal sous le nom de *Die conträre sexualempfindung* (l'inversion du sens sexuel), dont presque tous les cas relevés par plusieurs auteurs, et notamment par M. Magnan, reconnaissent pour cause l'hérédité.

A la Société médico-psychologique, dans les discussions qui s'ouvrent en 1876 sur les anomalies physiques associées aux désordres de l'intelligence, sur les signes physiques des folies raisonnantes, en 1878 sur les aliénés raisonnants persécuteurs, on élucide encore plusieurs points de la question, et l'idée que la folie raisonnante se lie le plus souvent à l'hérédité et se rapproche de l'idiotie et des formes inférieures de l'aliénation, tant au point de vue symptomatique que peut-être au point de vue anatomo-pathologique, se fait jour de plus en plus.

Enfin, en 1879, dans un mémoire intitulé : *Des effets comparatifs de la chronicité et de l'hérédité*, M. Billod étudie quinze malades présentant les caractères de l'hérédité décrits par Morel, sans qu'il y ait d'antécédents héréditaires. Tout en faisant ses réserves sur la question délicate de l'adultère et les difficultés qu'elle crée aux recherches, il se demande si la chronicité ne peut pas faire chez le même individu ce que fait l'hérédité dans plusieurs générations. Cette idée, très ingénieuse, est difficile à contrôler, la recherche des antécédents étant souvent pénible et pleine d'écueils.

Signalons, en 1881, les deux leçons d'ouverture du cours de M. Ball; en 1883, le travail publié par M. Régis et lui, dans l'*Encéphale*, sur les familles des aliénés au point de vue biologique, et celui de M. Marandon de Montyel sur l'hérédité de la folie dans ses rapports avec la fécondité des époux et la mortalité des enfants qui conclut à la stérilité des dernières générations d'héréditaires, à la fécondité des premières et à la mortalité considérable des enfants en bas âge, et arrivons aux leçons de M. Magnan, où le médecin de Sainte-Anne établit deux classes d'héréditaires : les prédisposés, chez lesquels rien ne fait soupçonner la diathèse vésanique qu'ils portent en eux, et les dégénérés dont la tare héréditaire est visible et se reconnaît à des stigmates physiques et intellectuels.

En 1882, la Société médico-psychologique mettait au concours la question suivante : *Existe-t-il des signes ou des indices qui permettent d'affirmer qu'une maladie mentale est héréditaire, en l'absence de notions sur les antécédents ?*

Au mois de décembre 1883, M. le Dr Brun, médecin adjoint à l'asile de Bron, et moi, nous répondions par un mémoire. Dans une question aussi vaste, il fallait se limiter, et nous en tenant aux termes de la question posée, nous entreprenions l'étude d'aliénés purs, observés pendant leur séjour à l'asile seulement, et nous cherchions si, dans ces conditions, il était possible de trouver des signes certains d'hérédité.

Nous éliminions d'une part les paralytiques généraux et d'autre part les idiots et les imbéciles que tout le monde s'accorde aujourd'hui à considérer comme héréditaires. En effet : « l'idiotie et l'imbécillité sont, dit M. Foville, des infirmités congénitales ou datant de la première enfance. Dans le premier cas, les causes doivent nécessairement remonter à la vie intra-utérine, et être recherchées chez les parents, tantôt être propres à l'enfant lui-même et dépendre d'une affection cérébrale dont il a été atteint à une époque très rapprochée de sa naissance ; même dans ce dernier cas une part très large doit encore être faite aux prédispositions natives. On peut donc dire d'une manière générale que la production de ces infirmités doit presque toujours être attribuée à un vice morbide, héréditaire, et qu'elles sont une des formes les plus habituelles et les plus frappantes des diverses dégénérescences de la vie humaine. »

Nos observations, au nombre de 75, toutes prises à l'asile, avaient été choisies parmi celles dont les renseignements concernant l'hérédité étaient les plus certains et les plus complets. Nous les avions réunies sans distinction de forme et nous les avions groupées par ordre d'hérédité double, puis maternelle et enfin paternelle. Notre point de départ était le suivant : Étant donnés des aliénés notoirement héréditaires par leurs antécédents, rechercher les signes communs qu'ils présentent, voir leur degré de constance, et par conséquent leur valeur.

Tous nos malades étaient examinés au triple point de

vûe physique, intellectuel et moral. En raison de la notion des stigmates de Morel, nous avions donné une attention toute particulière aux signes physiques. Traits du visage, difformités, mensurations diverses, nous avions tout noté. Nous avions notamment cherché s'il existait dans la forme du crâne un caractère commun et pour cela nous avions employé la méthode graphique contrôlée par la mesure des diamètres et des courbes crâniennes.

Après avoir abandonné l'emploi de la lame de Marcé, qui ne donnait pas de résultats assez précis, nous prenions le tracé crânien à l'aide du conformateur des chape-liers et nous produisions plusieurs planches de tracés d'héréditaires, en les comparant à des tracés d'idiots, d'imbéciles et d'hommes sains. Nous ajoutions à chacun de ces tracés la détermination mathématique de l'indice céphalique de Broca.

Enfin des tableaux synoptiques permettaient d'avoir une vue d'ensemble des principaux caractères.

Sans doute, la méthode que nous avions employée n'était pas parfaite. On nous a reproché notre absence de parti pris systématique, l'entassement confus des faits sans autre ordre ni classification que ceux naturellement imposés par l'hérédité, facteur variable de dégénéres-cence, suivant qu'elle existe dans deux ou une seule branche de la famille ; mais il nous a semblé, et il nous semble encore, que nous avions suivi la marche la plus sûre et la plus scientifique pour arriver à un résultat sérieux et que nous avions bien, comme l'a supposé l'honorable rapporteur, assemblé des faits pour en tirer des idées.

L'emploi même du conformateur, condamné par Broca

à juste titre et qui nous a donné en effet des tracés crâniens en désaccord apparent avec l'indice céphalique déterminé mathématiquement, ce qui prouvait au moins notre bonne foi, nous aurait cependant donné, appliqué comme il l'était à toutes les têtes d'une façon identique, une courbe crânienne pathognomonique, si cette courbe avait réellement existé.

Si nos conclusions étaient écourtées et peu délayées, elles étaient au moins serrées et exactes et portaient avec elles leur contrôle, et c'est en toute certitude que nous pouvions répondre à la question posée par les lignes suivantes :

1° Il existe des signes et des indices qui, réunis en un certain nombre et se manifestant avec une intensité suffisante permettent, en l'absence de notions sur les antécédents, d'affirmer avec une certitude presque complète qu'une folie simple est héréditaire.

2° Ces signes sont de l'ordre intellectuel, moral et physique.

3° Les signes intellectuels et moraux ont une valeur bien supérieure à celle des signes physiques et même, séparés de ces derniers, peuvent suffire à faire le diagnostic.

4° Les caractères les plus pathognomoniques de la folie héréditaire sont :

A. Un état spécial d'hyperactivité cérébrale, auquel s'adjoignent souvent des lésions morales et que nous avons décrit sous le nom d'excitation.

B. La résistance à la démence qui est toujours tardive.

C. La tendance aux paroxysmes, aux rechutes et aux rémissions.

5° Le début à la première jeunesse et surtout à la puberté est un indice de cause héréditaire.

6° Les malformations physiques sont insuffisantes à elles seules pour faire affirmer l'hérédité. Réunies en un certain nombre, elles peuvent constituer un indice.

7° Chez bien des aliénés, les signes et les indices que nous venons d'énumérer étant peu prononcés, on ne peut que soupçonner l'hérédité.

8° Il existe des malades nettement héréditaires, ne présentant aucun signe spécial qui puisse les faire reconnaître comme tels, en l'absence de notions sur les antécédents.

M. le docteur Saury de Suresnes, qui présentait un mémoire sur la même question, a décrit d'une façon plus didactique que nous qui ne faisions que de simples recherches cliniques, la folie héréditaire.Nous parlerons de ses conclusions, lorsque nous essayerons de résumer les notions acquises sur cette folie.

Depuis cette époque, peu de choses ont été ajoutées à ces nombreux travaux. Nous signalerons la thèse de M. le docteur Georges Gauthier : *De la démence précoce chez les jeunes aliénés héréditaires*, en ajoutant que la démence qui arrive dans ces cas est assez souvent une pseudo-démence qui guérit parfois complètement.

Comme nous l'avons fait pour le mémoire de Thompson, nous noterons l'important travail du docteur Knacht

(*Allgemeine Zeitschrift für Psychiatrie*), dont nous reparlerons plus loin.

Les signes de dégénérescence, dit l'auteur, sont en réalité l'expression la plus fréquente de la prédisposition névropathique ; les individus chez qui existent des signes de dégénérescence présentent une prédisposition trois ou quatre fois plus grande aux psychoses ou aux névroses que ceux qui sont bien conformés.

L'absence de signes de dégénérescence ne constitue pas, pour les individus frappés d'hérédité, une garantie appréciable contre les affections mentales.

Dans le même journal, le docteur Mobius, étudiant les familles nerveuses (*Ueber nervose Familien*), attaque les idées de Morel sur la folie progressive et prétend trouver dans les générations récentes des formes plus légères de dégénérescence que dans les générations anciennes ; mais fait-il bien la part des éléments sains qui viennent s'ajouter par les mariages aux éléments tarés ? C'est ce qui ne ressort pas nettement de la lecture du mémoire.

Enfin, dans une leçon clinique publiée dans l'*Encéphale* de 1884, M. Ball décrit, d'après Hecker et Kahlbaum, la folie de la puberté ou hébéphrénie. Il donne une large part étiologique à l'éducation religieuse et surtout à l'hérédité ; mais tient pour exagérée l'opinion de Skae, qui veut que cette forme de folie soit toujours héréditaire.

Telle est, aussi complète que nous avons pu la faire, la revue des nombreux travaux publiés sur les folies des héréditaires. Si l'esprit critique, sans lequel un historique, si complet soit-il, est réduit aux proportions d'un index bibliographique, nous a fait défaut, c'est que nous n'osons nous reconnaître, à nous débutant et écolier, le droit de juger trop librement nos maîtres et que nous n'aspirons qu'à une chose, contribuer pour notre part à édifier l'œuvre de l'avenir.

CHAPITRE II

TYPES CLASSIQUES D'ALIÉNÉS HÉRÉDITAIRES — SEMI-IMBÉCILES
FOUS RAISONNANTS — EXCITÉS — MANIAQUES CHRONIQUES

« Des aliénés notoirement héréditaires, dit M. Cotard, dans un passage que nous avons rappelé plus haut [1], ne présentent pas de signes appréciables de dégénérescence et ne doivent pas à notre sens être confondus avec les vrais dégénérés. On voit par cet exemple le défaut de la classification étiologique qui réunit ces formes distinctes dans le groupe général des héréditaires. »

M. Cotard n'est pas le seul à juger ainsi l'essai de Morel et cependant c'est à la notion de dégénérescence, bien comprise, qu'il faut encore revenir pour se faire une idée nette du lien qui unit les divers types d'aliénés héréditaires.

De ce que l'on ne trouve que peu ou pas de signes de dégénérescence dans certaines formes élevées d'aliéna-

____
[1] *Historique,* p. 21.

tion, s'ensuit-il que ces formes ne sont pas héréditaires ? Qu'est-ce donc cependant que cette prédisposition à devenir aliéné sous l'influence de causes insignifiantes, sinon une marque de faiblesse du cerveau, un stigmate intellectuel de dégénérescence ?

On comprend, par cet exemple, qu'à côté de la dégénérescence physique, nous admettons une dégénérescence intellectuelle, ou, pour préciser nos idées, une transformation dégénérative du substratum matériel de la pensée qui entraîne un degré plus ou moins prononcé d'imbécillité caractéristique chez les aliénés.

Aussi n'avons-nous point la même difficulté que M. Cotard à réunir dans un même groupe les aliénés héréditaires.

Pour bien voir comment tous les aliénés héréditaires se rapprochent les uns des autres sans pour cela constituer une classe naturelle, il faut envisager la création d'un aliéné comme un problème dont l'hérédité morbide vésanique est un facteur adjoint à d'autres tels que éducation, races, croisements, âge des parents, et influence diathésique. Suivant les valeurs que prend le facteur principal, suivant qu'il agit en raison directe ou inverse des autres, son influence sur le produit doit varier, tout en restant toujours réelle, et par conséquent le produit peut passer par toutes les variétés de dégénérescence, depuis l'idiotisme le plus absolu jusqu'à la prédisposition la plus légère.

Deux objections semblent s'élever contre cette manière de voir. Dans des conditions d'hérédité analogues, par exemple, dans une même famille, les enfants d'un même lit présentent des états mentaux très différents: l'un est idiot, l'autre est raisonnant, le troisième sera très intelligent.

Morel a déjà répondu à cette objection et démontré qu'il n'y a jamais, même dans ce cas, conditions d'hérédité analogues et que la puissance de transmission des parents varie beaucoup avec leur âge.

Quant à l'autre objection, la voici : un même malade observé à l'asile présente de l'excitation pure et simple ou bien un délire de persécution classique (obs. XXII); en interrogeant ses antécédents personnels, on voit qu'il a présenté des signes de folie morale.

L'objection est ici encore plus apparente que réelle. Il y a d'abord souvent insuffisance d'observation, puis en dehors de cela, ne comprend-on pas que la folie chez un enfant ou un jeune homme se manifeste par des symptômes autres que chez un adulte? Tous deux ne réagissent pas de la même façon vis-à-vis du monde extérieur, leur sphère d'action n'est pas la même.

D'ailleurs c'est là un des caractères les plus saillants de la folie héréditaire que cette tendance au polymorphisme.

Ce que nous venons de dire justifie le groupement que nous avons adopté pour présenter nos observations. Nous les avons en effet rangées par degré d'infériorité, de dégénérescence, comme nous la comprenons, en débutant par une malade qui se rapproche de l'imbécillité, pour nous élever jusqu'aux formes se rapprochant le plus des folies simples.

Ce n'est là, nous tenons à bien l'établir, qu'une mesure d'ordre. Loin de nous la pensée de terminer, suivant le mot d'un de nos maîtres, nos études spéciales par une classification comme un rhétoricien termine les siennes par un essai de tragédie. Nous savons trop combien les symptômes que nous allons exposer sont irrégulièrement groupés, combien l'allure de la maladie est protéiforme pour oser aborder cette tâche, et nous pouvons dire, d'une façon un peu paradoxale, que ce n'est pas la folie héréditaire, mais les aliénés héréditaires que nous allons étudier.

En suivant l'ordre que nous avons indiqué, les premiers types d'héréditaires que l'on peut observer sont les idiots et les imbéciles. Pour ceux-là tout le monde paraît être d'accord et nous pouvons invoquer l'autorité de M. Foville[1]. Les signes qui les caractérisent sont trop connus pour qu'il soit nécessaire d'en donner une observation.

Nous nous arrêterons cependant un instant sur les imbéciles. C'est dans les symptômes que présente cette classe très intéressante de malades qu'on a trouvé les principaux signes qu'il fallait rechercher chez les héréditaires moins avérés.

Les imbéciles se signalent par les lésions morales. Ils sont vicieux de toute façon, au moral aussi bien qu'au physique, mal formés par le cerveau comme par le crâne, et cela, d'une façon très palpable. Leur intelligence est éveillée dans certains sens; ils sont adroits, ont quelques sentiments de l'art, mais sans esprit d'invention, une mémoire souvent remarquable, mais quelquefois partielle.

Ce sont ces symptômes qu'on retrouve moins brutalement accentués dans les folies raisonnantes qui ont permis de rapprocher celles-ci de l'imbécillité Nous

---

[1] *Historique*, p. 24.

donnerons quelques observations de cette forme précèdées d'une autre dont le sujet présente de la folie morale
avec arrêt de développement de l'intelligence et peut
servir de transition entre les deux groupes dont nous
venons de parler.

Nous rapporterons en troisième lieu des cas d'excitation
maniaque, type facilement reconnaissable, que nous ferons
suivre de quelques observations remarquables de manie
chronique qui représentent en somme l'exagération
habituelle de l'excitation.

Observation I

SERVICE DE M. LE Dr PIERRET

*Femme. — Hérédité des deux lignes. — Début à la puberté.
Folie morale : perte des sentiments affectifs; perversion
des instincts; idées érotiques. — Symptômes d'hystérie.
— Faiblesse de l'intelligence.*

Ch... Victorine Eugénie, tisseuse, entre à l'asile de Bron en
janvier 1883, à l'âge de 20 ans. Sait lire et écrire.

Antécédents héréditaires.— Le père est mort d'une affection
pulmonaire en 1882, à l'âge de 76 ans.

Un oncle était dément depuis 18 mois quand il est mort à
50 ans.

L'insuffisance des renseignements ne nous permet pas de connaître la nature de l'affection qui aurait amené la démence, mais
cet homme avait fait quelques excès alcooliques.

Côté maternel. — La mère, qui vit encore, avait, au dire
même de ses enfants, un caractère insupportable. Elle a toujours
été très dure pour sa famille, et suscitait à chaque instant des
disputes dans son ménage.

Une tante a fait, il y a cinq ans, un séjour de courte durée dans un asile pour une folie de nature inconnue.

Un frère à qui nous devons quelques renseignements sur notre malade paraît très nerveux et se plaint beaucoup de sa mère dont il accuse le caractère acariâtre d'avoir causé la maladie de sa sœur.

Un autre frère qui a eu longtemps les fièvres intermittentes prend des accès très courts d'aliénation toutes les fois qu'il a a fait des excès alcooliques. Il est marié et a eu trois enfants morts en bas âge.

Antécédents personnels. — Le début de l'affection mentale remonte à six ans environ et coïncide avec l'établissement de la menstruation qui s'est toujours effectuée d'une façon irrégulière. À cette époque le caractère de Mlle Ch... est devenu triste et mélancolique ; elle gardait volontiers le silence et recherchait la solitude.

Lorsqu'on l'envoyait faire une commission, elle passait des journées entières à errer dans les rues. Elle était d'intelligence médiocre et un peu apathique. Elle avait des idées érotiques sous l'influence desquelles elle est même allée un jour à la mairie pour y contracter un mariage imaginaire.

Les sentiments affectifs se modifièrent ensuite, au point que Mlle Ch.... autrefois soumise et docile, se révolta un jour contre sa mère, au point de la frapper, et ne témoigna aucun chagrin de la mort de son père qui survint à cette époque.

Les jours qui ont précédé son placement à l'asile, elle refusait de se coucher, ne voulait pas travailler et s'échappait jour et nuit du domicile paternel pour aller errer dans les rues.

À L'ENTRÉE. — La malade est apathique, répond difficilement aux questions qu'on lui adresse, et exprime quelques idées de persécution ; se méfie de sa mère qui, dit-elle, a voulu l'empoisonner. Les sentiments affectifs sont abolis, la mémoire conservée, l'intelligence lente et comme engourdie. On n'observe ni hallucinations, ni troubles moteurs ou sensitifs, mais seulement quelques symptômes d'hystérie, tels que toux sèche, sensation de constriction à la gorge, sans crises convulsives.

Rien aux poumons ni au cœur. Anémie.

Les certificats de 24 heures et de quinzaine, attestent que Mlle Ch... est atteinte de folie morale avec affaiblissement de l'intelligence, de perversion des instincts et diminution des sentiments affectifs.

Soumise à l'action de l'hydrothérapie (douches froides en pluie), cette malade s'est un peu améliorée ; elle engraisse, les idées délirantes ont diminué, mais l'apathie et la perversion des instincts persistent toujours. Elle est indifférente à tout, ne travaille pas, s'amuse comme une enfant avec de petits cailloux, dit qu'elle ne s'ennuie pas à l'asile, ne réclame pas sa sortie et se trouve contente de sa position.

Peu de malformations. Palais profondément excavé en ogive.

Visage coloré, souriant, apathique.

La malade dont l'observation précède est manifestement une héréditaire se rapprochant de l'imbécilité par ses caractères principaux : intelligence très faible, perversion morale.

Les malades dont nous allons nous occuper maintenant peuvent se ranger dans le groupe : folie raisonnante, bien décrit par M. Campagne.

Ils ont peu ou pas d'idées délirantes. Celles qu'ils présentent sont en quelque sorte raisonnables. Ils ont une tendance à se dire persécutés et à se venger de ce qu'on est censé leur faire. Rarement ce délire est accompagné d'hallucinations de l'ouïe.

L'intelligence qui paraît, au premier abord, brillante ou au moins éveillée, est en réalité très faible. Les malades manquent de jugement. Leur mémoire, souvent très developpée, supplée à cette insuffisance. Ils peuvent être adroits dans tout ce qui relève de cette faculté, mais ils manquent essentiellement d'invention.

La perversion morale est fréquente chez eux ; ils sont sujets à beaucoup de vices. Les excès vénériens, l'alcoolisme, quoiqu'ils offrent peu de résistance à la boisson et se grisent très vite, leur sont habituels. Ils ont peu de qualités, le plus souvent ils sont égoïstes, orgueilleux et méchants.

Leur état mental ordinaire est la semi-excitation ; quelquefois ils prennent des excès d'excitation, rarement de l'agitation franche. Cet état est permanent, avec quelques variations d'intensité.

La santé corporelle est très bonne ; ces êtres sont souvent robustes et résistent à la fatigue cérébrale, aussi bien qu'aux maladies du corps.

Observation II

SERVICE DE M. LE Dr MAX-SIMON

Homme. — Aliénés dans les deux branches. — Folie raisonnante de la vanité orgueilleuse.

T... Théodore Claude, né le 3 mai 1847, tisseur, célibataire, entre à l'asile le 4 septembre 1887 à l'âge de 30 ans.

Antécédents héréditaires. — Côté paternel. — Absence de renseignements sur le père.

Un frère du père, marié, a fait un séjour dans un asile, s'est évadé et a vécu depuis en liberté.

Le père avait trois autres frères et six sœurs.

Côté maternel. — Le grand-père maternel a fait un séjour dan un asile et est mort à 75 ans chez lui.

La grand'mère maternelle est morte à 90 ans. Toute la famille est remarquable au point de vue de la longévité.

La mère de notre malade a failli être internée dans un asile; son mari avait même commencé des démarches qui n'ont pas eu de suites, un jour que cette femme avait été arrêtée dans la rue, un couteau à la main. Elle était impérieuse, excentrique et violente, faisait des scènes dans son ménage et dominait absolument son mari.

Elle a eu des frères et des sœurs morts jeunes. Une seule sœur a vécu jusqu'à l'âge de 70 ans.

Le malade n'avait qu'une sœur, ressemblant à son père, qui est morte phtisique à 30 ans.

Antécédents personnels. — T... a peu d'instruction; il n'est allé que quatorze mois à l'école; mais il a lu beaucoup, et grâce à une excellente mémoire, il a retenu bien des choses qui le font croire beaucoup plus instruit qu'il ne l'est en réalité. Il a été élevé sévèrement et à 18 ans il n'était pas encore entré dans un café et ne sortait qu'en compagnie de ses parents. A 20 ans seulement il eut un peu de liberté, dont il profita du reste pour contracter une blennorrhagie avec rétrécissement qu'il dut faire traiter dans un hôpital spécial.

C'est vers cette époque que les premiers symptômes d'aliénation ont paru. Tous les fils de son métier cassaient, T... se crut persécuté par la sorcellerie. Ces idées s'effacèrent du reste rapidement.

T... tire au sort en 1868 et est réformé pour carie costale de la cinquième côte droite. D'une santé robuste à part cela, il n'a jamais été malade avant 1875, année où, souffrant d'une fièvre avec tremblement et sueurs, il eut l'idée de faire bouillir un peu d'absinthe avec quelques gouttes d'acide sulfurique et de boire de ce mélange pendant huit jours de suite. L'usage de cette boisson lui procurait une ivresse mauvaise qui le rendait méchant, agressif et bruyant au point de nécessiter l'intervention de la police. Il fut interné d'urgence à l'asile de l'Antiquaille et y resta dix-huit mois.

Renvoyé guéri, il se remit au travail. Mais au bout de trois semaines ses idées de persécution lui revinrent. Les ouvriers, ses camarades, employaient des moyens magiques pour lui nuire et lui causaient de continuelles frayeurs. Sous l'empire de ces idées, il partit, se mit à vagabonder, fut arrêté une première fois dans un grenier où il avait été se coucher ; une deuxième fois, couché avec un autre individu dans un bateau de foin sur la Saône et condamné comme récidiviste à deux mois de prison.

L'état de ce malade empire et le 4 septembre 1877, le Dr L., médecin des prisons, l'envoie à l'asile avec le certificat suivant : T. est atteint de folie impulsive et dangereuse ; il a tenté d'assas-siner l'abbé B., aumônier des prisons.

A L'OBSERVATION. — T... est d'une santé robuste et n'est jamais malade. Quelques habitudes de masturbation.

Taille 1^m,56.

Crâne aplati en arrière.

Absence d'harmonie du visage, partie inférieure prédominante et proéminente. Asymétrie légère. Moitié gauche plus petite.

Oreilles : lobule soudé à droite par une sorte de palme, à gauche lobule soudé complètement. Hélix renflé en un point. Conque développée.

Palais à deux fossettes dont la droite est plus profonde.

Organes génitaux : Phimosis congénital jusqu'à l'âge de 15 ans. Le malade s'est déchiré lui-même son prépuce.

Au niveau de la cinquième côte droite, en dedans du mamelon, cicatrice linéaire adhérente à l'os, trace de carie costale.

A L'ASILE. — T... présente un état de demi-excitation maniaque permanente avec paroxysmes et impulsions agressives ; il travaille pendant quelque temps, puis refuse de le faire. Quelques idées de persécution et des conceptions ambitieuses se révèlent à l'observation. Enfin, surviennent à des époques indéterminées, des accès d'agitation pendant lesquels T... se livre à toute espèce d'extravagances, se montre agressif et dangereux. C'est pendant un de ces accès que T... tente de s'évader trois fois dans la même semaine, le 12, le 14 et le 17 octobre 1881. A sa dernière tentative, il réussit à échapper à la surveillance et reste au dehors jusqu'au 4 février 1882.

Il nous a raconté lui-même les détails de sa vie pendant cette période. Ayant réussi à voler des vêtements de femme, il s'en revêt après avoir déchiré son costume d'aliéné, gagne à pied un département voisin, se cache dans les bois, vivant de fruits, de légumes et de racines produits de ses maraudes dans les champs, déploie une adresse et une ruse surprenantes pour se procurer du feu et faire cuire des pommes de terre et se fait, au bout de huit jours, arrêter par des paysans qui le livrent à la gendarmerie. Conduit à la prison du chef-lieu, il y reste trois mois et demi et est réintégré à l'asile le 4 février 1882.

Depuis sa rentrée, T... est l'objet d'une surveillance incessante. Sa vigueur et son adresse, qu'on ne soupçonnerait pas à voir ses allures abruties, nécessitent l'emploi permanent du corset de sûreté, quoique son état de semi-excitation maniaque avec accès d'agitation ne soit pas assez grave pour obliger à lui seul à avoir recours à cette mesure. Mais sans ce corset, depuis longtemps T... se serait déjà évadé, bien qu'il prétende qu'il n'en serait pas empêché, s'il le voulait.

T... a le teint blafard, les traits fatigués ; l'expression du visage est habituellement hébétée ; il élève les sourcils et son front assez haut se couvre de nombreux plis horizontaux. Il est grand fumeur, mais a toujours été sobre. Sa parole traînante et ses allures abruties en font un spécimen complet de cette race dégénérée qui peuple les faubourgs des grandes villes. T... est en général poli, se vante d'être très docile et a des prétentions aux bonnes manières. Ainsi il crache dans sa main et s'essuye à son pantalon pour ne pas salir un parquet ciré. Mais qu'on cause quelque temps avec lui, qu'on l'irrite ou qu'il s'énerve, alors son œil s'allume, son regard brille, l'expression de sa figure devient dure et un peu ironique. C'est un fou méchant et dangereux.

Ce malade passe ses journées à écrire, à fumer, à jouer aux cartes où à inventer des tours qu'il croit très difficiles et qui sont en réalité d'une simplicité enfantine.

Orgueilleux et vantard, il parle très volontiers de lui avec un air de fausse modestie où perce la satisfaction personnelle la plus évidente, et il est sûrement convaincu de sa supériorité. C'est ainsi qu'il se croit un ascendant extraordinaire sur les aliénés et les prisonniers avec lesquels il s'est trouvé en rapport, qu'il prétend avoir fréquenté des gens excessivement savants qui ont toujours été étonnés de son esprit et se pose en intelligence hors ligne.

Cet esprit dont il est si fier n'est en somme qu'un peu d'imagination servie par une mémoire remarquable. T... dont l'instruction est tout à fait élémentaire, a lu beaucoup et de ses lectures, faites au hasard, sans guide, ni maître, il ne lui est resté que des mots et des noms qui lui servent à bâtir de longues dissertations à tournure philosophique où, à l'insuffisance de l'orthographe, se joignent l'incohérence et souvent l'obscénité des idées.

Cet état intellectuel est complété par des dispositions assez marquées pour les arts mécaniques et le dessin. T... a toujours aimé le chant et retient facilement les airs, aptitude qui lui a été transmise par sa mère et sa grand'mère auxquelles il ressemble au physique. Enfin il fait des vers très rapidement, mais avec plus ou moins de correction.

L'observation suivante a été prise dans le service de M. le Dr Riembault, médecin des hôpitaux de Saint-Étienne, qui a bien voulu garder le malade quelque temps pour nous permettre de l'étudier.

Observation III

SERVICE DE M. LE Dr RIEMBAULT

Homme. — Nervosisme, alcoolisme. — Perversion morale dans la famille. — Folie raisonnante, orgueilleuse avec accès d'excitation.

P... Georges, marié, voiturier, 40 ans, entre à la salle Saint-Joseph, n° 11, à l'Hôtel-Dieu de Saint-Etienne, le 13 mai 1885.

Antécédents héréditaires. — Côté paternel. — Grand-père paternel, notaire, mort âgé.

Père, ancien commis voyageur, mort à 83 ans, subitement, caractère brutal, violent, querelleur; battait sa femme, s'enivrait, aurait même présenté des accès de folie alcoolique, pas d'internement.

Trois oncles, l'un curé, l'autre médecin, le troisième notaire, tous buveurs.

La ligne paternelle était dans l'aisance, et la famille très honorable. Les oncles du malade et le père ont dilapidé leur fortune. Le père dut épouser la fille d'un cultivateur.

Côté maternel. — Les hommes de cette ligne sont remarquables par leur force. Les grands parents sont morts agés.

Mère très nerveuse, très vive. Était malheureuse avec son mari.

Deux oncles, l'un très doux; l'autre, très violent, irascible qui avait de fréquentes querelles avec son beau-frère, le père du malade, au point de le menacer de mort. Cet homme tira un coup de fusil sur quelqu'un dans une dispute, fut pour ce fait condamné aux travaux forcés et mourut à Cayenne.

Le malade a eu un frère mort-né et trois sœurs mariées, à caractère difficile.

Le fils de l'une d'elle est alcoolique précoce, et bat sa mère.

Antécédents personnels. — Bonne santé habituelle. Pas de syphilis. Le malade n'est pas buveur; il se grise avec très peu d'alcool et très vite; il n'aime pas boire.

S'est sauvé à 16 ans de chez lui, où, dit-il, il ne pouvait pas se voir. A travaillé d'abord aux mines, puis a été successivement garçon de bureau, facteur, employé de chemin de fer, voiturier.

Marié à 21 ans, a eu quatre enfants; deux sont vivants, deux sont morts en bas âge, sans convulsions.

En 1863, premier accès d'aliénation à forme lypémaniaque à la suite de l'incendie de sa maison et de pertes d'argent.

En 1877, premier séjour à l'hôpital. Excitation maniaque.

En 1879, séjour de deux mois à l'asile de Saint-Jean-de-Dieu.

Enfin en 1885, il se présente à l'hôpital pour une gastralgie avec insomnie et énervement, état qu'on reconnaît être de l'excitation.

A l'observation. — On ne constate aucun trouble somatique; le malade se plaint seulement de douleurs gastriques. Pas de tremblements, pas de troubles de la mémoire qui est très bonne, pas d'hallucinations, pas de délire systématisé.

Le malade est excité, il ne tient pas en place, ne peut rester au lit, se lève la nuit, mais ne crie ni ne chante.

Dès son arrivée il prend en grippe la sœur de la salle qui, il faut le dire, ne le voit pas d'un très bon œil troubler l'ordre du service ; il se plaint d'elle à tout venant et la traite de « cette dame », et écrit le deuxième jour, un réquisitoire contre elle qu'il adresse à un député socialiste.

En peu de temps il est au courant de tout ce qui se fait dans la salle et ne tarit pas en rapports. Sa manière d'agir est celle des aliénés dits persécuteurs. Il se plaint également de sa femme qu'il accuse de mauvaise conduite, et prétend qu'elle veut le faire passer pour fou afin d'être libre.

Il est exigeant, quand on lui a accordé une chose il en demande une autre. Ne veut manger que de la viande crue qu'il assaisonne à sa façon.

Veut se traiter lui-même, prétend savoir ce qu'il lui faut et cueille dans le jardin des plantes vertes, dont il se fait des applications, en raisonnant sur leurs vertus.

Intelligence médiocre. Mémoire très grande. Parle beaucoup et entre dans de longues dissertations diffuses. Se dit très habile à tous les métiers, sans avoir rien appris; prétend savoir le dessin et en réalité fait des choses grotesques qu'il montre avec plaisir; vante sa force, ne craint personne, peut en remontrer à qui que ce soit, en somme très orgueilleux.

Le malade parle de son père avec amertume, mais une nuance de respect. En revanche il aimait beaucoup sa mère, et c'est pour ne pas la voir maltraiter qu'il est parti de chez lui.

Il est très honnête ; étant facteur, il a rendu trois mille francs qu'il avait trouvés. Ce n'est pas un mauvais homme ; il s'applique lui-même le dicton : la tête folle, mais le cœur sur la main.

C'est là, en effet, rendre assez bien son état. Les lésions intellectuelles dominent chez lui; les lésions morales, sauf cette disposition persécutrice que nous avons signalée, étant assez rares.

Renvoyé le 22 mai au dépôt des aliénés avec le certificat folie raisonnante avec accès d'excitation, il se débat contre quatre agents chargés de l'emmener, avec une fureur sauvage, et ne veut partir que sur l'ordre du médecin.

Observation IV

SERVICE DE M. LE Dʳ MAX-SIMON

Homme. — Hérédité directe du côté paternel. — Névroses diverses. — Début précoce. — Excitation maniaque. — Signes physiques.

B... Antoine-Marie, 22 ans, cultivateur, célibataire, entre à l'asile le 5 juillet 1883.

Antécédents héréditaires. — Côté paternel. Grand'mère vivante, agée de 80 ans.

Le père aurait été aliéné à l'âge de 20 ans, mais n'a pas été interné. Actuellement bien que singulier, bizarre, il ne présente aucun signe d'aliénation mentale. Il ressemble tout à fait à son fils et est encore plus petit que lui.

La sœur du père a été aliénée ; excitation maniaque.

Un cousin germain du côté paternel également aliéné à l'époque de son tirage au sort.

Côté maternel. — Mère morte en 1864, suite de couches.

Deux enfants. 1º Le malade. 2º Une sœur morte à six mois.

Antécédents personnels. — Les manifestations névrotiques remplissent la vie du malade, qui a toujours été nerveux, emporté et bizarre. En bas âge, il a eu des convulsions; en 1873, une chorée qui a duré quatre mois, en 1881 rechute. Il était alors au service militaire, dans l'infanterie de marine, et les accidents étaient survenus trois mois après son arrivée au régiment. Un soir, il s'est échappé de l'infirmerie, a erré dans la campagne pendant deux jours en faisant des excentricités. Il est repris et reconduit à la caserne. Mais pendant ses deux jours de course, il prend un refroidissement qui est le point de départ d'une pleurésie. Complètement guéri après deux mois d'hôpital, il est renvoyé dans ses foyers, car sa raison est restée atteinte.

Il a demeuré depuis dans sa famille, mais la déviation de ses facultés intellectuelles et morales nécessite enfin son placement à l'asile. Tout particulièrement excité dans les derniers temps, irritable et souvent furieux, il menace de faire sauter le curé, le sous-préfet et tout le monde, de mettre le feu à la maison pour se venger des injustices commises à son égard. Il va, vient, s'agite, un couteau à la main et brise les vitres. Depuis assez longtemps déjà il ne dort pas la nuit, a des cauchemars, des hallucinations visuelles terrifiantes, et des bourdonnements d'oreille. L'état maniaque chronique s'aggrave par accès à peu près tous les mois.

A L'ENTRÉE. — Excitation maniaque. Mémoire bien conservée. Le malade affecte des allures crânes, parle avec assurance, a réponse à tout, raisonne. Il présente cependant une certaine obnubilation intellectuelle, a de la peine à dire le jour de la semaine, ignore le quantième.

Au cœur, un frottement au premier temps. Pouls un peu dépressible, 88. Impulsion énergique.

Aux poumons : pas de déformation bien appréciable du thorax. A la base droite, un peu de matité et d'obscurité de la respiration.

A L'OBSERVATION. — Comme allures, comme idées et comme physique, B... est bien le type de ce qu'on appelle dans le monde un fou.

I aI une figure simiesque, le front fuyant, les cheveux bruns courts, hérissés, clair-semés au vertex et s'arrêtant au niveau de la protubérance occipitale externe, les yeux petits, jaune brun, le regard luisant des bêtes fauves surmontés de sourcils rares, le nez camard avec des narines longues, les oreilles étroites, tordues, les dents bien conservées, courtes, le palais normal, mais avec une plaque saillante allongée dans le sens de la suture antéro-postérieure ; la main courte, ramassée, avec le bout des doigts renflés en massue.

Les organes génitaux sont normaux.

Il y a un peu d'asymétrie faciale ; le crâne est élevé au vertex et un peu aplati en arrière.

Taille 1^m,56.

Le malade a une intelligence ordinaire, il sait lire et écrire. Les troubles intellectuels qu'il a présentés à l'entrée se sont peu à peu effacés. Ainsi il n'a plus d'obnubilation et la mémoire est bien revenue.

C'est un caractère faible et facile à dominer. Assez docile et facile à contenir avant l'arrivée dans la division d'un autre héréditaire et d'un hystérique, il devient de jour en jour plus excité, depuis qu'il les fréquente continuellement. Ces deux mauvais drôles le montent, et le lancent en avant quand ils ont des réclamations à faire ou du désordre à fomenter. Il est rare qu'une visite se passe sans que B... ne se lève de sa place, ne se campe fièrement et ne fasse des réclamations absurdes au médecin. Souvent il crie, chante et siffle. Mais il n'est pas méchant et n'a jamais fait de mal à personne. Quand il le veut, il cause très sensément, avoue facilement qu'il a toujours été dans le même état, et que sa famille est comme lui. On ne peut pas l'occuper.

Observation V

SERVICE DE M. LE Dr PIERRET

Femme. — Frère aliéné. — Perversion des instincts. —
Excitation maniaque.

G... Jeanne-Marie, femme R..., tisseuse, entre à l'asile de Bron le 27 août 1880 à l'âge de 38 ans.

Antécédents héréditaires. — Nous savons fort peu de choses sur les antécédents héréditaires de cette malade, cependant nous avons appris que le père était mort d'une affection de poitrine. Il avait trois sœurs dont deux sont restées célibataires.

La mère, morte en 1870 de la dysenterie, n'avait ni frère ni sœur.

Un frère a fait un séjour à l'asile du 18 mars 1879 au 5 novembre 1880. Son certificat d'admission était ainsi conçu : « présente des accès de fureur, des impulsions homicides. Caractère sombre. Excès alcooliques. » Il avait dans le cours de sa maladie mentale éprouvé des hallucinations terrifiantes.

Mme R... a eu quatre enfants dont un est mort en bas âge. L'aîné a 19 ans.

Antécédents personnels. — Cette malade n'a jamais eu de maladies sérieuses dans le cours de son existence. Mariée en 1863, elle n'a jamais pu vivre en bonne intelligence avec son mari, s'est séparée de lui après de nombreuses rixes et querelles, a changé de domicile, abandonné ses enfants et vécu de son métier de journalière.

On la redoutait dans son pays à cause de son caractère insupportable, de ses paroles grossières, de ses manières brutales; l'obtusion de son intelligence, la perversion de ses instincts, l'absence de tout sentiment affectif n'avaient échappé à personne.

Quelques mois avant son admission à l'asile, elle devint réellement insupportable et l'apparition des idées délirantes la rendit dangereuse pour la sécurité publique. Pour ne citer qu'un exemple de sa manière d'agir à cette époque, elle alla s'installer chez le maire de sa commune, prétendant qu'elle avait droit chez lui à la table et au logement, et lorsqu'on voulut l'éconduire, elle se répandit en torrents d'injures, se porta à des voies de fait, et refusa de s'en aller.

La police avertie l'arrêta. Conduite en prison, elle fut reconnue aliénée et transférée à l'asile.

A L'OBSERVATION. — La femme R... est de bonne santé. Elle présente un type se rapprochant du semi-crétineux et caractérisé par la prédominance des diamètres transversaux dans les différentes parties du corps. L'expression du visage est irritée, farouche, les yeux sont brillants, écartés l'un de l'autre, le regard dur, le nez épaté, les narines étalées, ouvertes en avant, la bouche largement fendue, mal dessinée, la main grosse et courte, le cou gros, large; pas de goître à proprement parler.

A l'entrée. — On constate de l'excitation maniaque se manifestant par la vivacité des réponses, des idées et des sentiments bizarres, une liberté de langage inouïe, une franchise grossière, trop grande pour n'être pas anomale. Mme R... se moque de tout, et parle souvent *de la division de l'homme et de la femme.* Cette phrase paraît être l'objet de préoccupations délirantes et constitue une phrase stéréotypée.

Pas d'hallucinations, pas d'affaiblissement intellectuel, pas de troubles hystériques. La menstruation est régulière, la santé robuste, les fonctions organiques s'accomplissent d'une façon normale et les troubles moteurs font absolument défaut.

Depuis son entrée, Mme R. ne s'est aucunement modifiée et présente toujours le même état intellectuel caractérisé par la perversion des instincts, la perte des sentiments affectifs, et cette méchanceté propre aux maniaques raisonnants.

Bien qu'excessivement robuste, elle ne veut rien faire, disant qu'elle est chez elle. Elle excite les autres malades contre les médecins, les pousse à la rebellion, se montre complètement indifférente pour sa famille, et refuse de répondre aux questions.

Ses paroles sont grossières, et il y a quelque difficulté dans l'articulation des sons.

Observation VI

Service de M. le Dr Max Simon

Homme. — Hérédité de la ligne paternelle. — Début précoce. — Délire des persécutions systématisé avec actes impulsifs. — Phrase stéréotypée. — Semi-excitation permanente. — Pas d'affaiblissement intellectuel.

X... Jacques, négociant, célibataire, entre à l'asile en juillet 1881 à l'âge de 32 ans. Instruction secondaire.

Antécédents héréditaires. — Une personne, originaire du pays du malade et qui connaît particulièrement sa famille, dit que la folie y est héréditaire du côté paternel, et que dans le pays tous ses membres ont la réputation d'être plus ou moins aliénés ou excentriques. Les hommes sont tous robustes et très forts, ont de la tendance aux excès alcooliques et vénériens, sont méchants, ont souvent abusé de leur force et sont très redoutés. Du reste la famille est très nombreuse, jouit d'une bonne aisance depuis plusieurs générations surtout du côté de la mère. Les unions y sont très fécondes.

Côté paternel. — Grand-père aliéné, interné.

Père très fort, méchant, emporté. Il faisait des excès de tout genre.

Une tante, sœur du père, aliénée, internée.

Deux frères et cinq sœurs dont un frère bizarre, mal équilibré et une sœur aliénée qui a fait deux séjours dans un asile où elle est restée trois ans. Les autres frères et sœurs inconnus.

Antécédents personnels. — A peu près inconnus. Cependant on sait que le malade s'est masturbé de bonne heure, a fait des excès de coït et a contracté de nombreuses blennorrhagies.

Depuis son entrée à l'asile, il a présenté un délire bizarre dans lequel prédominent les idées de persécution. On *l'a joué*, dit-il, en l'arrêtant, on le joue encore maintenant. Lorsqu'il parle, le mot *locution* revient souvent dans son discours et paraît rendre pour lui, l'idée de stratagème, de moyen caché. Il se méfie des moindres paroles, des moindres gestes, refuse de se laisser examiner et de donner des renseignements. Pendant très longtemps, tous les matins à la visite, il se levait et répétait exactement dans les mêmes termes, la phrase suivante : Je demande à être guillotiné. M. N... (le gardien-chef) sera roi d'Allemagne, d'Italie et de France. Je suis le fils de Notre-Dame de la Salette. Il n'est pas halluciné ; il répète la nuit des mots sans suite.

Pas de troubles moteurs ni d'idées ambitieuses. Pas d'affaiblissement de la mémoire. Délire actif systématisé.

C'est un malade dangereux, en semi-excitation permanente. Il a les mains constamment attachées, car il a des impulsions agressives et suicides, se précipite sans aucun motif sur les malades et le personnel, tente constamment de s'évader et y a quelquefois réussi. État stationnaire.

État physique. — Taille au-dessus de la moyenne, constitution robuste, corps bien conformé, santé bonne.

Visage tourmenté avec contracture continuelle et successive des divers muscles et du front. Expression sournoise, un peu ironique. Allure inquiète et méfiante.

Asymétrie faciale légère. Côté gauche effacé.

Œil brun, luisant, très vif.

Oreille gauche mal ourlée; anthélix développé. La droite a l'anthélix tordu. Le lobule manque.

Barbe et moustache rares.

Observation VII

SERVICE DE M. LE Dr PIERRET

Femme. — Aliénés dans la famille. — Perversion morale. — Excitation permanente. — Délire religieux.

X... Victorine, veuve, 53 ans, entre à l'asile le 11 avril 1882.

Antécédents héréditaires. — Côté paternel. — Le père de Mme X... est mort il y a environ 26 ans à l'âge de 55 ou 60 ans à la suite d'une chute. Il était bizarre et excentrique.

Une sœur du père, à peine accouchée, violemment effrayée par l'incendie des rideaux de son lit, est devenue aliénée et a fait un séjour de six mois dans un asile. Elle a toujours eu l'intelligence mal équilibrée et est actuellement âgée de 75 ans, dans l'enfance.

Côté maternel. — La mère serait morte aussi d'une chute.

Une sœur de la mère est mariée à un homme dont la famille compte également des aliénés parmi ses membres. Elle a plusieurs enfants peu intelligents dont l'un est bossu.

D'autres parents mal équilibrés.

Le père de Mme X... s'est marié deux fois. D'un premier lit, a eu Mme X... et un petit garçon mort à 6 mois. Du deuxième lit, trois fils, dont l'un a reçu un coup de pied de mulet sur la tête. On a dû enlever des esquilles de la plaie et il est resté abruti et sourd. Les deux autres fils sont violents, querelleurs et bizarres.

Antécédents personnels. — Mme X... a été réglée pour la première fois à l'âge de 15 ans. Elle s'est mariée à 17 ans avec un homme qu'elle a rendu malheureux, qui s'est adonné à l'absinthe, et est mort épuisé. Quatre enfants sont nés de ce mariage. Deux petites filles sont mortes l'une en naissant, l'autre à 7 mois, de convulsions. Il lui reste un fils, assez intelligent, mais à instincts pervers, débauché, dépensier, qui a toujours causé des ennuis à toute sa famille, a été renvoyé de sa place pour avoir commis de nombreux abus de confiance et est parti on ne sait où, et une fille mariée, bizarre, capricieuse, originale, se signalant par une affection déplacée pour les animaux, par une vraie passion pour un chien, un cheval, et en dernier lieu un cochon. Cette femme n'a pas d'enfants et les scènes continuelles, les querelles et les batailles qui surviennent à tous propos dans son ménage, enfin la dépravation morale qui la pousse à compromettre ouverte-- ment sa réputation plus peut-être pour tourmenter son mari que pour satisfaire ses passions, ont obligé son mari à demander la séparation judiciaire.

Mme X... a souffert pendant dix ans d'hémorrhagies utérines et a eu la variole en 1871 à 41 ans. Elle a subi un traitement pour des accidents hystériques. La ménopause est survenue à 50 ans.

Le caractère de Mme X... a toujours été bizarre. Elle s'est mariée très jeune, poussée par des idées érotiques qui lui étaient venues en voyant deux jeunes mariés s'embrasser. Mariée, sa conduite a été très légère ; elle nouait des intrigues amoureuses avec plusieurs personnes, en compromettait d'autres, et, dans les derniers temps, en était venue à perdre toute réserve et toute pudeur naturelle, au point de recevoir le curé qui la visitait, en chemise et assise sur son vase de nuit au milieu de la chambre.

Le délire des idées et des actes, qui a pour ainsi dire toujours existé et n'a fait que s'accentuer davantage dans les dix dernières années, présente en outre un caractère religieux. Mme X... est une réformatrice, et naturellement une persécutée. Elle a vu la sainte Vierge qui lui a donné une mission à remplir et un secret qu'elle ne devait révéler qu'au pape. En effet, à deux reprises elle est allée à Rome, et y a vu plusieurs fois le pape en audience publique, mais n'a pas pu en obtenir un entretien particulier, ce dont elle se montre très offensée. « On m'a cloué la bouche, dit-elle, mais il y a eu des malheurs. » Impossible de lui faire dire le secret dont il s'agit. Quant à sa mission, à l'entendre parler du luxe du clergé tandis que le peuple meurt de faim, de la prise de Rome par les Italiens, qui est le fait de la colère divine contre les prêtres, on est fondé à penser que Mme X... se croit destinée à ramener les mœurs du clergé à la simplicité évangélique.

Quoi qu'il en soit, on voit que Mme X... copie de très près l'histoire de la Salette. En effet, elle en parle souvent avec amertume et ironie, et traite le secret de Maximin avec tout le dédain d'un confrère jaloux et moins favorisé.

Enfin, Mme X... a tenté de mettre ses idées de réforme religieuse en pratique. Après la mort de son mari, elle et sa fille, faisant de la véritable folie à deux, sont entrées comme pensionnaires dans plusieurs couvents. Mais comme elles excitaient les religieuses à la révolte et essayaient de bouleverser les règles établies, on les a renvoyées de partout. La malade, ruinée par de nombreux pèlerinages et son concours à toutes les œuvres pies, incapable de s'occuper de son commerce, méchante et violente au point de se battre avec un notaire qui, connaissant son état, ne voulait pas lui remettre des papiers d'affaires, lasse la patience de sa famille et est enfin amenée à l'asile.

A L'OBSERVATION. — Mme X.... possède une santé robuste. C'est une grande femme, sèche et maigre, à physionomie dure.

Taille 1 mètre, 61.

Front étroit et fuyant.

Sourcils et cheveux gris. Absence de la queue du sourcil.

Yeux gris, grands, brillants. Nez aquilin.

Lèvre supérieure haute. Dents mauvaises, irrégulières, mal implantées. Palais ogival.

Depuis l'entrée, elle a présenté un délire religieux parfaitement systématisé qu'elle livre facilement. C'est elle-même qui a raconté tous les faits qui précèdent, dont nous savions déjà les détails par les renseignements, mais dont nous ignorions les causes. Mme X... est une hallucinée, c'est par l'ordre de ses voix qu'elle a fait toutes ses excentricités passées. Outre les hallucinations auditives, elle a eu aussi des hallucinations de la vue, et nous a raconté avoir vu se dérouler devant elle, pendant une méditation dans une église de Rome, tout le tableau de la prise de cette ville.

A l'asile, les hallucinations auditives se sont concentrées sur un sujet particulier. C'est la voix de son fils qu'elle entend, son fils pour lequel elle a conservé une prédilection marquée, tandis qu'elle ne pense jamais à sa fille. Ce fils, dit-elle, est enfermé dans une division d'hommes; il meurt de faim et il lui demande des secours. Aussi elle garde en cachette des aliments qu'elle nous prie de lui porter. Cette idée que son fils est à l'asile et malheureux est extrêmement tenace et on a vainement essayé de la détruire.

Le délire religieux n'est pourtant pas effacé; Mme X... se croit excommuniée et prétend souffrir d'une maladie surnaturelle, parce que dans *un moment de ferveur excentrique (sic)* et pour obtenir la conversion d'une de ses tantes, elle a demandé au Seigneur de la faire souffrir autant qu'il voudrait, et qu'elle a été prise au mot. Elle abuse de l'aumônier de l'asile et se plaint encore de ce qu'on ne peut pas lui parler assez longuement.

La mémoire est conservée, les facultés intellectuelles intactes à peu près, l'imagination féconde et beaucoup de choses qu'elle raconte paraissent inventées complètement.

L'état constant de la malade est l'excitation avec paroxysmes, suivant que son fils l'appelle avec plus ou moins d'instances. Elle demande continuellement à sortir, réclame l'appui de tout le monde, écrit des pétitions, des lettres fréquentes. Celle qu'elle a écrite dans les premiers jours de son arrivée et que nous reproduisons textuellement en supprimant seulement les noms propres, permet bien de se rendre compte de son état mental à l'entrée :

« Cher Frère,

« Moi à Bron viens me voir pressant prend deux heures Dieu

te le rendra ou il punira c'est mon cher gendre qui m'a fait mettre apporte argent comme 50 francs Je te le rendrai ici rien.

« Je ne suis pas malade c'est eux vite s'il vous plait ta sœur X... n'attend plus et R... où est-il oh calomnié tout par tous c'est infâme. »

Enfin cette malade ˙est encombrante et donne beaucoup à faire aux surveillantes, se plaint d'elles, a toujours des réclamations à faire, et cherche constamment à s'évader. Rusée et hypocrite, elle sait très bien qu'elle est dans un asile, et cache ses idées délirantes suivant les besoins de sa cause. Enfin, les sentiments affectifs manquent absolument, excepté pour son fils. Elle médit de toute sa famille, et se hâte de se rétracter en alléguant que son internement à l'asile aigrit son caractère.

Des six observations qui précèdent les n°ˢ 2, 3, et 4, répondent bien à la description que nous avons donnée des fous raisonnants. Lacunes intellectuelles, troubles moraux, excitation permanente très manifeste dans l'observation 4, et absence de délire bien défini; tout en fait des cas très nets.

Dans l'observation 5, l'excitation est accompagnée surtout de perversion morale, de méchanceté, commune également au sujet de l'observation 6, qui établit avec Mᵐᵒ X... de l'observation 7, la transition entre le premier groupe des fous raisonnants et celui que nous allons étudier.

Ces derniers malades présentent en effet, sur un fond raisonnant et pervers, un délire systématisé, et leur cas se complique, ce qui démontre ce que nous avons dit au début de ce chapitre sur la rareté des formes types et la fusion fréquente des symptômes.

Les malades que nous allons voir maintenant sont peut-être les plus intéressants des héréditaires, parce que le diagnostic est chez eux moins facile.

C'est à eux que s'applique la description suivante de M. P. Garnier ; ce sont ces malades qui présentent « ces bizarreries d'allures, ces paroxysmes soudains, ces alternatives de dépression et d'excitation, cette évolution rémittente si particulière à laquelle le diagnostic emprunte ses plus précieux éléments, cette particularité si intéressante de la persistance de la conscience, parfois même au milieu de désordres psychiques profonds, cette autre non moins utile à connaître pour la détermination pronostique, et qui consiste dans la résistance offerte par le ressort intellectuel à ces chocs multipliés qui sembleraient devoir rapidement le briser. »

Nous n'avons qu'à développer cette énumération. L'un de nous l'a fait d'une façon très clinique[1] :

« Le fond morbide de ces malades est en général un état d'excitation maniaque, constitué par un délire général sans conceptions délirantes bien tranchées, caractérisé seulement par de l'hyperactivité cérébrale avec ou sans agitation, la multiplicité, l'incohérence et la bizarrerie des idées, la vivacité et l'excentricité des actes, l'animation et le feu particuliers du regard.

« Avec cette excitation, coïncident des impulsions plus ou moins vives et nombreuses, de la perversion morale, du délire des actes et cette tendance à la raillerie, à la discussion, à la malice, qu'on retrouve bien marquée dans certains délires hystériques. Ce sont là des symp-

---

[1] M. Brun.

tômes de folie raisonnante, et ce mélange prouve la rareté des types tranchés de folie héréditaire.

« Plus rarement, l'héréditaire présente une véritable manie, mais alors la durée et l'intensité de l'agitation sont extrêmes ou bien on trouve un délire lypémaniaque et mégalomaniaque qui est alors le plus souvent systématisé d'une façon parfaite, mais dans lequel à la remarquable cohérence des idées s'ajoutent l'originalité et la bizarrerie des conceptions. Nous donnons ce caractère sous réserve.

« Les hallucinations existent rarement ; elles peuvent cependant se montrer, mais doivent souvent être ratta-chées à des influences alcooliques ou hystériques sura-joutées. Rien n'est en effet plus fréquent que les symptômes hystériques et les excès alcooliques chez les héréditaires, en raison même du nervosisme, des mauvais instincts et de la tendance impulsive qui les caractérisent.

« Les rémissions sont nombreuses et manquent rare-ment. Les alternatives d'amélioration et d'aggravation sont la règle. Parfois on observe de véritables périodes de lucidité qui font bientôt, sous l'influence des causes les plus légères, place à de nouvelles exacerbations. »

Rappelons ici l'opinion de M. Grainger-Stewart, pour qui tous les aliénés qui sortaient guéris et rentraient à plusieurs reprises dans un asile étaient des héréditaires.

La façon dont l'héréditaire de ce groupe réagit en face des causes occasionnelles banales de l'aliénation est émi-nemment révélatrice.

Pour qu'un individu devienne aliéné sous l'influence d'une fonction normale, il faut que cet individu soit bien prédisposé à le devenir. Ce qui l'y prédispose ainsi, c'est l'hérédité, cela est tout à fait hors de doute.

Les héréditaires deviennent presque tous aliénés avant trente ans. Chez les hommes, la puberté et l'époque du départ pour l'armée sont des moments redoutables.

Chez les femmes, l'établissement, la cessation des règles, les divers troubles menstruels jouent, dans la majorité des cas, le rôle de cause déterminante, soit du début de l'affection, soit des rechutes. Quelquefois le délire est nettement et étroitement lié à l'écoulement cataménial, et ainsi se trouvent constituées ces véritables *psychoses menstruelles*, que les auteurs et notamment Krafft-Ebing avaient déjà placées sous la dépendance de l'hérédité.

En faisant quelques réserves, on peut dire que si la tare héréditaire est grave, le début se fait à la puberté. Quand il doit y avoir des délires systématisés et des hallucinations par exemple, le début se fait à la méno- pause.

Enfin, le début est souvent brusque et sans cause appréciable.

Voici maintenant les malades qui présentent plus spécialement les symptômes décrits.

Observation VIII

SERVICE DE M. LE Dr PIERRET

Femme. — Hérédité du côté paternel.—Périodes d'excitation et de calme avec intégrité des facultés intellectuelles. — Rechutes fréquentes.
Lésion cardiaque.

M... F^{me} R... sans profession, entre à l'asile de Bron, le 22 août 1882, à l'âge de 51 ans.

Antécédents héréditaires. — *Côté paternel.* — Rien à signaler.
Côté maternel. — La mère de Mme R... est devenue aliénée le
jour de ses noces, à la suite d'une chute (?). Elle fut placée successivement dans deux asiles différents, sortit guérie, et revint habiter
avec son mari dont elle eut plusieurs enfants. Vers l'âge de 50
ans, elle fut atteinte de lypémanie, séjourna cinq ans à l'asile de
Bourg, et en sortit encore pour mourir chez elle à 69 ans.

Une tante a passé la plus grande partie de sa vie à l'asile de
Bourg où elle est entrée, il y a 40 ans. Elle en est sortie et a vécu
au dehors pendant 8 ans, puis y est retournée et s'y trouve encore
actuellement. Elle était atteinte de manie raisonnante.

Une deuxième tante est morte dans le même asile après y avoir
séjourné 3 ans. Elle était lypémaniaque.

Mme R... a eu douze frères et sœurs. Il ne lui reste plus que
trois sœurs et un frère.

Le père de la malade nous est inconnu. Nous savons pourtant
qu'il est mal équilibré et qu'habitant près de l'asile, jamais il n'est
venu voir sa sœur; l'idée seule de se trouver dans une maison
d'aliénés l'effraye par-dessus tout.

Une sœur est encore actuellement à l'asile de Bourg.

Il est à noter que la famille était dans l'aisance et que les mariages y sont très prolifiques. .

Antécédents personnels. — Depuis 1859, cette malade a fait
quatre séjours à l'asile, le dernier remonte à 1874. Depuis elle
avait joui d'une lucidité complète, quand elle redevint malade,
trois semaines avant son admission.

Comme les premières fois Mme R... présente de l'excitation
maniaque, est très excitable, chante par boutades sans tenir compte
de l'heure ni du lieu. Elle éprouve un besoin irrésistible d'agir,
de négocier, de faire des transactions. Elle emporte son linge, le
met en vente, engage ses robes au Mont-de-Piété, se lève la nuit
pour faire des préparations culinaires, projette des voyages loin-
tains ou des pèlerinages, et présente le plus grand désordre dans
les idées.

A cette période d'excitation succède un état de dépression qui
subsiste encore à l'époque de l'admission dans l'asile. La malade

est triste, pleure facilement, se plaint de douleurs dans l'estomac et le ventre, explique que de violents chagrins sont la cause de ses souffrances, et se plaint beaucoup de son mari.

Une amélioration se produit bientôt; Mme R... reconnaît qu'elle a eu des idées délirantes et les attribue à l'âge critique où elle est actuellement.

Elle ajoute que dès l'âge de 12 ans, elle est prise de temps en temps *d'une fièvre chaude qui lui bouleverse les idées.*

Ces accès de fièvre chaude ne sont autre chose que des accès d'excitation maniaque, comme nous l'apprend bientôt l'observation directe.

Au moment où il allait être question de son renvoi, Mme R... reprend un accès en tout semblable à celui que nous avons décrit, et depuis elle n'a cessé de présenter de temps en temps des périodes délirantes, dans l'intervalle desquelles on ne peut noter aucun symptôme d'aliénation, tandis qu'on constate l'intégrité complète de la mémoire et des autres facultés intellectuelles.

État physique. — La malade se plaint parfois d'essoufflement, de palpitations; le pouls devient alors petit, irrégulier, fréquent (100 pulsations à la minute). Le premier bruit est mal frappé à la pointe; jamais d'œdème. Cet état est rapidement amélioré par la digitale.

Le visage est remarquable par une expression de souffrance et d'intelligence; il y a un contraste frappant entre le regard qui est vif et inquiet et le reste de la physionomie qui est fatiguée.

Les traits sont assez réguliers, la constitution est robuste, les proportions du corps normales.

Le palais est enfoncé; le lobule manque à l'oreille droite, il est peu marqué à gauche.

Une question de diagnostic intéressante se pose à propos de cette malade. En raison de l'affection cardiaque, on doit se demander si l'on est ici en présence d'une folie héréditaire. Mais les rechutes ne sont nullement commandées par l'état du cœur. Au contraire le début précoce de l'affection, la forme excentrique des accès, le délire des actes, l'absence d'hallucinations, tout se réunit pour amener d'une façon nette le diagnostic d'hérédité.

Observation IX

SERVICE DE M. LE Dr PIERRET

Femme. — Hérédité de la ligne maternelle. — Début à la ménopause. — Excitation maniaque avec folie morale. — Arthritisme.

P... Étiennette, femme V... blanchisseuse, née le 7 juin 1822, entre à l'asile de Bron le 12 mai 1879, à l'âge de 57 ans.

Antécédents héréditaires. — Côté paternel. — Père mort après une maladie de nature inconnue ayant duré plusieurs années.

Côté maternel. — Mère nerveuse, très sensible, morte il y a 40 ans, avait fait une maladie de quatre ans de durée à l'âge de 17 ans.

Une tante a été sequestrée à l'âge de 50 ans ; morte 10 ans après.

Une cousine germaine, qui tenait un magasin d'orfévrerie, a été prise subitement d'un accès de folie furieuse, et enfermée d'office à l'asile de Bron où elle est morte plusieurs années après.

Six frères, point de sœurs. *Un frère,* marié, atteint d'aliénation mentale à l'âge de 35 ans. Dans sa folie, détail curieux, il mordait le râtelier de son écurie. Il mourut deux jours après son placement à l'asile.

Un autre *frère* est mort d'une affection cérébrale de nature inconnue, mais le médecin qui le soignait à l'hôpital, aurait dit que s'il ne mourait pas, il resterait fou.

Deux enfants : une petite fille, morte en bas âge, et un fils, marié, qui a perdu une petite fille morte à 2 ans de convulsions.

Antécédents personnels. — La menstruation s'est établie à 18 ans, a toujours été régulière, a cessé à 50 ans. Pas de syphilis Goût prononcé pour les alcools.

Mme V... d'une intelligence médiocre, avait peu de dispositions pour l'étude, aussi n'apprit-elle point à lire ni à écrire.

Elle a présenté les premiers symptômes d'aliénation à l'âge de 48 ans, Il y a 5 ans, elle eut pendant plusieurs mois, une période d'excitation marquée par des propos et des actes extravagants. A cette époque, elle perdit la vue du côté droit à la suite d'une irido-choroïdite, puis passa quinze jours dans un hôpital spécial pour un eczéma de la jambe.

Le début de la rechute actuelle remonte à neuf mois.

Il a été signalé par la perte complète du sens moral, et des sentiments affectifs, et de l'excitation génésique interne. La malade très excitée, ne conserve plus trace d'affection pour ses parents, provoque les hommes dans la rue, découche, tient des propos obscènes au premier venu, se procure par tous les moyens de l'argent qu'elle dépense aussitôt en pâtisseries et en liqueurs ; la nuit elle chante, injurie les voisins qui se plaignent, bouleverse ses meubles sous prétexte de faire son ménage, monte sur les toits, menace de mettre le feu à sa maison et frappe à coups de de bâton son mari et les voisins qui viennent le secourir.

A L'ENTRÉE. — On constate de l'excitation, avec conservation de la mémoire et intégrité de la sensibilité et de la motilité.

Depuis, l'état de cette malade s'est peu modifié ; l'excitation persiste toujours avec ses périodes de rémission, elle se manifeste surtout la nuit par des cris, du soliloquisme.

A signaler une attaque de rhumatisme articulaire subaigu en janvier 1880, et une pneumonie droite en mars.

État physique. — Oppression. A l'auscultation râles de bronchite aux poumons.

Le cœur est très hypertrophié ; son impulsion vibrante et énergique soulève la tête. Pas de bruit de souffle

Eczéma à la jambe droite.

Conjonctivites fréquentes.

Raideur de l'articulation tibio-tarsienne datant de l'attaque de rhumatisme signalée plus haut.

La main est petite, maigre. Les articulations sont larges, gonflées comme chez les rhumatisants, les ongles sont arrondis, incurvés vers la face palmaire.

Les doigts de la main droite sont déviés vers le bord cubital. La malade attribue cette déformation qui remonterait à 18 ans à son métier de repasseuse.

Crâne et face asymétriques, plus développés à gauche.

Palais enfoncé avec saillie médiane antéro-postérieure.

Goître de l'isthme et du lobe latéral droit du corps thyroïde.

L'œil droit, perdu, est recouvert à moitié par la paupière supérieure.

Observation X

SERVICE DE M. LE Dr PIERRET

Femme. — Hérédité de la ligne maternelle et peut-être paternelle. — Caractère anormal. — Début précoce. — Hystérie. — Délire des persécutions. — Excitation maniaque à répétition.

T... femme V... couturière, née le 25 novembre 1885, entre à l'asile le 25 mai 1880.

Antécédents héréditaires. — Côté paternel. — Au dire du mari, il y aurait eu une proche parente aliénée de ce côté.

Côté maternel. — La mère a fait un séjour de quatorze mois à la Salpêtrière.

Une sœur bien portante, mais très avare et d'un caractère difficile, veuve sans enfants.

Trois frères sont morts, l'un à un âge avancé (75 ans).

Antécédents personnels. — Mme V... a toujours été bien réglée; mariée de très bonne heure à 16 ou 17 ans, elle a eu un enfant mort à neuf mois, puis a fait une fausse couche huit mois avant son entrée à l'asile. Depuis, les règles ont été irrégulières et sont suivies de pertes blanches.

Toute sa vie. Mme V... a souffert de violents maux de tête et a montré une certaine exaltation maladive. Elle se procurait autant de romans que possible et consacrait à leur lecture une partie de ses nuits, s'occupait de spiritisme et de somnambulisme. Elle avait une imagination ardente et composa plusieurs romans. Nous avons eu en notre possession plusieurs pages de l'un d'eux, on y remarque la conception de types étranges, des portraits de personnages plus que bizarres et le style laisse un peu à désirer.

L'aliénation a débuté il y a cinq ans environ par un délire de persécution. Mme V... se plaignait d'être suivie dans la rue par des hommes et faisait à son mari des scènes de jalousie épouvantables; elle prétendait que les voisins parlaient mal d'elle et entendaient tout ce qu'elle disait. Son délire avait des tendances érotiques. Quinze jours environ avant son entrée à l'asile, Mme V... a présenté une grande recrudescence dans ses idées délirantes. Elle a coupé le fil des sonnettes disant que c'était par ce fil électrique que les voisins entendaient ce qu'elle disait. Elle a eu des hallucinations de la vue, et on lui a montré le diable à l'aide de la physique. Elle a fait de nouvelles scènes de jalousie à son mari et l'a conjuré de lui nommer ses maîtresses imaginaires.

A L'ENTRÉE. — Semi-excitation avec incohérence extrême dans les idées. Symptômes d'hystérie. Boule œsophagienne, points hyperesthésiques. Nervosisme.

Peu après malgré un traitement énergique, son état s'aggrave; l'excitation et l'incohérence augmentent, et Mme X... tombe dans un état bizarre de manie qui a duré sans amélioration aucune jusqu'au milieu de 1883.

Pendant toute cette longue période, on ne constatait pas une agitation violente, mais une incohérence extrême, des gestes bizarres comme pour repousser un objet de dégoût, une perte complète de tout sentiment de pudeur, du ptyalisme, et enfin dans les moments d'accalmie, une tendance à la raillerie, au persiflage.

Jusqu'à la fin de 1883, Mme V... va mieux, mais elle est encore

loin d'être guérie. Sa tenue est plus convenable ; elle répond bien
aux questions, a recouvré en grande partie la mémoire, mais présente encore un trouble général de l'intelligence qui l'empêche de
se rendre bien compte de son état. Elle se croit dans un hôpital
où on la traite pour une hépatite dont elle a longtemps souffert.
Sa tenue est convenable, et témoigne une certaine recherche, et
un certain désir d'attirer les regards.

Puis au commencement de 1884, rechute complète et retour à
l'état décrit dans la première période sans aucune cause appréciable. Cet état ne s'est pas modifié.

L'état général est bon. Rie aux poumons ni au cœur.

Front bas un peu fuyant.

Expression égarée. Regard un peu vague et fixe de temps en
temps.

Oreilles petites. Lobule soudé. Anthélix saillant. Déformation
plus marquée à droite.

Dents bien conservées. L'incisive médiane gauche inférieure
est en avant des autres et sur la ligne médiane. Arcades dentaires
rapprochées à angle aigu.

Palais profondément excavé.

Observation XI

SERVICE DE M. LE Dr PIERRET

*Femme. — Hérédité ; nombreux aliénés dans la famille. —
Manie chronique avec excitation très vive et permanente.*

C... Anne Louise Philomène, lingère, entre à l'asile de Bron,
venant de l'Antiquaille, le 22 décembre 1876, à l'âge de 35 ans.

Antécédents héréditaires. — Il nous est impossible d'établir
le degré de parenté qui existe entre cette malade et divers membres
de sa famille qui ont été et sont encore internés à l'asile. Mais
tout le personnel un peu ancien connaît cette famille qui a fourni
un tel nombre d'aliénés que, pendant une courte période, il y a eu

sept C..., deux hommes et cinq femmes, placés à la fois ici. Il reste encore dans l'asile trois parents de Mlle C... à savoir une petite cousine, atteinte d'excitation maniaque avec délire des persécutions, et un cousin et une cousine qui sont déments.

Depuis son entrée Mlle C.,. est atteinte de manie chronique avec incohérence extrême et excitation permanente. Tel qu'il est son délire ne présente rien de particulier si ce n'est une excitation si vive et si prolongée que l'on se demande comment cette personne a pu résister si longtemps, quelle que soit la force de sa constitution.

Impossible de fixer son attention, d'obtenir d'elle une réponse satisfaisante. Toute la journée elle court, saute, chante, rit ou pleure sans motifs. Elle est très sale, et déchire une robe en une semaine; on ne peut lui faire garder ni bas, ni souliers qu'elle lance par-dessus le mur. Impossible aussi de la faire rester tranquille, encore moins de l'occuper, cependant elle a une certaine adresse de doigts qui lui permet de tresser avec de l'herbe certains objets tels que des paniers, qu'elle déchire ensuite.

Elle n'est pas souvent méchante, mais jette volontiers sur les autres ce qui lui tombe sous la main. Elle ne tente pas de s'échapper.

Ses idées sont incohérentes. Pas de délire marqué. Se moque volontiers des gens.

Grande, forte et maigre, elle est d'une santé robuste et résiste à toutes les intempéries. Sa peau, hâlée par le soleil et le grand air, a la couleur de l'acajou. Elle présente peu de malformations physiques, ses dents sont magnifiques et intactes. Mais elle a le regard luisant et les pupilles très dilatées. Ses traits et ses allures rappellent ceux du singe.

L'observation XI, à cause de la persistance de l'excitation qui touche de très près à la manie chronique, marque le passage entre les deux formes et nous sert de trait d'union entre nos deux groupes de malades : excités d'une part, maniaques de l'autre. Il faut dire que pour ces derniers le diagnostic de l'hérédité devient très diffi- cile. La nuance révélatrice se trouve dans l'intensité et la durée du délire et la résistance de l'organisme qui parait ne pas s'user.

Observation XII

SERVICE DE M. LE Dr PIERRET

Femme. — Hérédité directe de la ligne paternelle. — Début du délire à l'époque de la ménopause. — Idées de persécution et mégalomanie. — Changement de personnalité. — Agita- tion extrême et permanente. — Lésions morales.

L... Marie, femme Ch..., sans profession, entre à l'asile le 13 mai 1879 à l'âge de 47 ans.

Antécédents héréditaires. — Nous n'avons aucun renseigne- ment sur la ligne maternelle, mais nous savons que *le père* de M^e Ch... est devenu brusquement aliéné à l'âge de 45 ans environ, après la mort de sa femme, et qu'il a succombé dans un asile trois mois après le début de sa folie.

La fille de M^e Ch... est à l'asile de Bron ; son observation suit.

Un fils, intelligence faible, toujours triste, avec quelques idées de persécution ; n'a jamais été interné.

Antécédents personnels. — Les maladies antérieures, l'époque à laquelle s'est établie la menstruation, la manière dont elle s'est effectuée nous sont inconnues. Cependant nous avons appris que M^e Ch... avait autrefois un caractère excellent, et que sa conduite était exemplaire jusqu'au milieu de l'année 1877, époque à laquelle éclatèrent les premiers symptômes d'aliénation, en même temps que s'effectuait la ménopause ; d'abord des idées excentriques, un changement complet du caractère qui devint emporté et insupportable, puis des idées de persécution accompagnées de scènes de violence inouïe.

Pendant cette période, Mᵉ Ch... avait, nous dit-on, des moments lucides où elle se rendait compte de son état, et n'osait plus sortir dans la rue tellement elle avait honte de sa conduite pendant ses accès.

Un mois avant son placement à l'asile, cette malade a manifesté des idées de persécution très vives, a présenté des accès de fureur, et mené une existence désordonnée. Elle sortait sans savoir où elle allait, passait la nuit dans les rues et ne s'est pas couchée pendant les six dernières nuits qui ont précédé son internement.

A L'ENTRÉE. — Elle est agressive, très excitée, paraît avoir perdu tout sentiment affectif, et refuse de reconnaître son fils.

Les certificats d'admission et de 24 heures attestent qu'elle est atteinte de délire des persécutions et d'excitation maniaque avec idées ambitieuses.

Depuis l'entrée, Mᵉ Ch... a présenté un état permanent de délire maniaque avec agitation extrême. Tout en conservant des idées mégalomaniaques. Elle a insulté les médecins, les sœurs avec la dernière violence, prend des poses théâtrales, débite des fragments de poésie avec des gestes emphatiques et en grimaçant d'une façon inouïe. Pendant plus de six mois, elle a, toute la journée fait tourner ses avant-bras l'un autour de l'autre, comme si elle imitait une personne qui dévide un écheveau. On ne pouvait la faire cesser, et l'on craignait qu'il ne se produisît quelque déformation persistante dans les articulations des coudes.

Il est à noter que cette malade présentait un changement de personnalité. Elle ne se croyait plus Mᵉ Ch... mais un personnage imaginaire, et ne répondait plus qu'au nom de Laure; si on l'interpellait par son nom véritable, elle entrait aussitôt en fureur. Elle affecte souvent un air de mépris souverain, même vis-à-vis de son fils et de sa fille qui était dans la même division et qu'elle refuse toujours de reconnaître.

• En février 1881, pneumonie du sommet droit avec fièvre intense, oppression extrême dont elle a parfaitement guéri. Le délire qui s'était calmé pendant la période fébrile a repris toute son intensité lorsqu'elle a cessé.

M⁰ Ch... a beaucoup engraissé, et présente toujours un délire maniaque incohérent avec agitation extrême, ne répond jamais aux questions qu'on lui adresse et parle avec une violence extrême, une espèce de jargon incompréhensible, elle est peut-être un peu moins agitée, mais l'excitation couve et se réveille aussi intense à la moindre cause.

État général satisfaisant. Rien aux poumons, ni au cœur. Pas de troubles moteurs ni d'inégalité pupillaire ; pas d'embarras de la parole.

Peu de signes physiques ; oreilles étroites, allongées palais très excavé.

Observation XIII

SERVICE DE M. LE Dr PIERRET

Femme. — Hérédité de la ligne maternelle. — Début précoce. — Perversion des instincts. — Erreur de la personnalité. — Délire des persécutions, puis délire impulsif. — Troubles hystériques.

Ch... Eugénie, comptable, entre à l'asile le 6 septembre 1879, à l'âge de 25 ans.

Antécédents héréditaires. — La malade est la fille de Mme Ch... dont l'observation précède.

Antécédents personnels. — Mlle Ch... a toujours eu un caractère très impressionnable, et a présenté pendant longtemps quelques légers troubles hystériques. La menstruation qui s'est établie à une époque inconnue ne s'est jamais effectuée régulièrement. Les règles ne reparaissent que tous les deux mois en moyenne et dans l'intervalle, Mlle Ch... est sujette à des pertes blanches.

Le début de l'affection remonte à dix mois environ. Sa marche a été lente, progressive et sans causes occasionnelles appréciables.

Ce sont des idées de persécution et l'affaiblissement des sentiments affectifs qui ont inauguré le délire.

Mlle Ch... s'est persuadée que sa mère écrivait de l'asile à ses connaissances pour les éloigner d'elle et lui faire subir mille vexations ; on crachait sur ses vêtements, on refusait de lui parler, on la montrait au doigt, etc.

C'est avec ce délire de persécutions que Mlle Ch... arrive à l'asile. Le certificat d'admission fait remarquer que les sentiments affectifs ont complètement disparu et que cette malade ressent de la haine pour ses parents qu'elle aimait tant autrefois. Le certificat de vingt-quatre heures est ainsi conçu : Est atteinte de délire des persécutions ; on lui en veut, on lui fait toutes sorte de misères. Hallucinations de la vue, erreur de la personnalité. Hérédité. Grand-père et mère aliénés.

Réclamée par son frère le 28 octobre 1879, bien qu'elle ne soit nullement améliorée, Mlle Ch... rentre le 16 janvier 1880, avec une aggravation notable de tous les symptômes. Elle a des hallucinations de la vue et de l'ouïe très accentuées, voit son grand-père et sa grand'mère, morts depuis dix ans, qui, pour elle, ont seulement disparu. On lui corne aux oreilles, on l'insulte, elle ne peut avoir un moment de repos.

L'erreur de la personnalité signalée lors du premier séjour est très manifestement exprimée. Mlle Ch... raconte qu'elle a toujours été trompée dès l'âge de 9 ans. Ses prétendus parents n'ont aucun lien de parenté avec elle, ce sont des geôliers qui lui ont toujours dit des mensonges, et l'ont rendue malheureuse toute sa vie.

Peu à peu le délire a pris une tournure maniaque de plus en plus accentuée et enfin Mlle Ch... en est arrivée à un état d'excitation maniaque excessivement intense.

Fréquemment elle prend des accès de fureur qui surviennent brusquement après quelques éclats de voix et pendant lesquels elle est complètement perdue, brise tout, et frappe tous ceux qu'elle rencontre. Le délire des persécutions ne prédomine plus, la tristesse a disparu pour faire place au délire général et expansif de la manie.

Ni sa mère ni elle ne se reconnaissent.

L'état général est satisfaisant, bien que la menstruation soit toujours irrégulière. Les autres fonctions s'accomplissent normalement.

Mlle Ch... ressemble beaucoup à sa mère comme physionomie. La face est très développée en comparaison du crâne qui est aplati à la région occipitale postérieure.

Le front est étroit et bas, le palais très excavé, les dents irrégulières, les oreilles étroites, le rebord de l'hélix absent sur plusieurs points et remplacé sur d'autres par un bourrelet.

Observation XIV

SERVICE DE M. LE Dr PIERRET

Femme. — Hérédité directe du côté maternel. — Manie chronique. — Signes physiques.

G... J., veuve X..., cultivatrice, 64 ans, entre à l'asile par transfert le 15 décembre 1876.

Antécédents héréditaires. — Côté paternel. — Père mort âgé de plus de 80 ans. Rien à noter.

Côté maternel. — Mère morte dans un asile à 50 ans. Elle était agitée et sa folie avait débuté à la ménopause..

La malade qui est l'aînée de la famille a une sœur et trois frères.

1° G... C... a toujours eu des allures bizarres, excentriques, prenait des airs importants, faisait des embarras. A 64 ans, elle devint folle, poursuivit son mari avec un couteau, insulta les gens du village et s'enferma chez elle. Internée dans un asile privé, elle y présente un état délirant caractérisé par la surexcitation des facultés intellectuelles avec agitation, et y meurt à 68 ans.

2° G... J., compromis dans une affaire de contrebande, il devient sombre et persécuté. Pas d'internement. Mort.

3° G... C., vivant, borné, une fille aliénée.

4° G .. X., mort, normal.

Antécédents personnels. — Mme X... a toujours, paraît-il, eu un bon caractère et sa conduite ne donnait pas prise aux reproches. De son mariage, elle a eu plusieurs enfants.

L'état de Mme X... n'a pas varié depuis son entrée jusqu'à la dernière année de son séjour. C'est une maniaque chronique avec accès d'excitation extrême qui la rendent très dangereuse et obligent à l'enfermer toutes les nuits dans une cellule ; la plupart du temps, elle est attachée jour et nuit. A de courts intervalles seulement, on peut lui laisser la liberté de ses mouvements.

Le langage de Mme X... est un tissu incohérent et absurde d'expressions obscènes et de jurons grossiers. Ses idées sont incohérentes, à tournure érotique marquée, ses actes impulsifs et violents, ses gestes cyniques. Elle s'attaque à tout le monde, médecins, surveillantes, et a l'air de rire et de se moquer d'eux.

Mme X... avait une santé robuste. Elle a résisté longtemps à l'épuisement causé par son agitation continuelle, et sa voix seule, qui avait pris le timbre masculin et tous les caractères de la laryngite chronique, portait la trace de ses vociférations.

A la fin de 1883 (septembre), à une agitation extrême a succédé une période de dépression. La malade était vaincue, et garda le lit. Elle avait même refusé de manger et on dut la nourrir deux fois à la sonde. Elle a présenté en même temps de la rétention d'urine. A la suite de cet affaissement, il y eut une amélioration presque complète qui dura six mois, et en juillet 1884, une rechute excessivement intense de manie analogue à l'état antérieur fit rapidement tomber la malade dans le marasme, et la mort survint.

La malade présentait les signes suivants :

Crâne irrégulier, quadrangulaire.

Taille 1^m,56.

Asymétrie faciale ; moitié gauche prédominante.

Front étroit, bas, bombé.

Oreilles longues, étroites, anthélix saillant en dehors.

Cou gros, goitre médian peu développé.

Main large, doigts courts.

Observation XV

Service de M. le Dr Pierret

*Femme. — Hérédité directe maternelle. — Délire maniaque.
— Impulsions. — Hallucinations. — Signes physiques.*

C... Marguerite, femme F....., tisseuse, 35 ans, mariée, entre
à l'asile le 13 septembre 1882.

Antécédents héréditaires. — Côté paternel. — Père inintel-
ligent, méchant, brutal, alcoolique. Il battait sa femme à coups
de fouet et l'a jetée un jour dans une rivière. Dans le pays on
l'accuse d'avoir eu des rapports incestueux avec sa fille aînée.

Une sœur du père se fait remarquer par l'exagération de ses
sentiments religieux. Elle est en continuelle correspondance avec
des prêtres qui l'appellent « leur chère zélatrice », consacre sa
fortune à des œuvres pies, porte un cilice et se flagelle.

Côté maternel. — La mère de la malade, que son mari a
beaucoup fait souffrir, est actuellement dans un asile depuis vingt
ans. Lypémanie stupide, démence.

Un neveu de cette femme, cousin germain de la malade, passe
pour un simple d'esprit dans tout le pays. Il est sacristain, marié
et n'a pas d'enfants.

La sœur aînée de la malade est méchante, menteuse, vindicative
et nerveuse. Profondément dépravée, elle a quitté la maison paternelle et on pense qu'elle s'est livrée à la prostitution.

*Antécédents personnels.—*Mme F... a souffert de maux d'yeux
pendant très longtemps. A 10 ans, elle a eu la fièvre typhoïde.

N'a jamais été réglée, ni avant ni après son mariage, non plus
qu'à l'asile. Les rapports conjugaux ont toujours pu s'effectuer.
La mère de la malade a été réglée pour la première fois à 23 ans,
et sa sœur à un âge indéterminé, mais de très bonne heure.

Il y a deux ans, le feu a pris dans ses appartements; Mme F... a été très effrayée et ses fonctions digestives sont restées longtemps troublées.

Au début, ses idées délirantes avaient un caractère religieux ; elle se défendait d'avoir vendu la religion, avait peur d'être guillotinée et voyait le bourreau.

A l'entrée. — Elle présente un délire maniaque sans systématisation et commet des actes impulsifs ; déchire ses vêtements et ceux de ses compagnes.

Depuis, son état n'a pas changé. Elle est toujours excitée et incohérente. Elle rit sans motifs, fait des grimaces et répond sans qu'on lui parle. Son intelligence est troublée, sa mémoire obscurcie ; elle est incapable de se rappeler une date et de répondre à une question d'une façon précise.

Très hallucinée, elle entend des paroles, voit des personnes et a des illusions bizarres et absurdes. Son délire se rapproche de celui des hystériques, mais elle n'a jamais présenté aucun signe somatique de cette névrose.

Mme F... est d'un tempérament scrofuleux : Elle porte dans la région sous-maxillaire gauche une cicatrice linéaire blanche, limitée par un liseré bistré, qui paraît être la trace d'une adénite suppurée.

Taille 1m, 46.

Front bas et étroit.

Cheveux châtain brun, abondants.

Cils longs, bruns, épais.

Yeux brun jaune. Pupille dilatée. Sclérotique bleuâtre.

Regard brillant, vif.

Lèvres minces, serrées.

Palais non excavé.

Dents : Mâchoire inférieure régulière, complète.

— Mâchoire supérieure : 14 dents. Absence congénitale des deux incisives latérales. Canines fortes et pointues.

Oreilles : lobule soudé. Léger sillon sur la soudure dessinant un peu le lobule.

Quoique l'observation suivante rentre difficilement dans un des groupes précédents, nous la donnons cependant comme un modèle de ces *psychoses menstruelles* dont nous avons parlé. Mme C... est surtout intéressante par une hyperesthésie morale, une sensibilité maladive qui la mène au suicide, et ses accès coïncident d'une façon remarquable avec des troubles menstruels.

Observation XVI

SERVICE DE M. LE Dr PIERRET

Femme. — Hérédité collatérale maternelle. — Troubles de la menstruation. — Tædium vitæ. — Tentatives de suicide. — Signes physiques,

C... Suzanne Henriette, 35 ans, couturière, célibataire, entre à l'asile le 28 février 1878.

Antécédents héréditaires. — Côté paternel. — Inconnu. — Côté maternel. — Grand'mère maternelle, morte à 72 ou 74 ans, après 4 ou 5 ans de démence.

Elle avait eu neuf enfants. L'aîné, un garçon a actuellement 89 ans, quatre autres encore vivants dont un garçon et une fille atteints de cataracte.

La mère de la malade est une petite vieille, sèche et maigre, qui parle constamment, répète toujours la même chose sans savoir ce qu'elle dit, fait en parlant beaucoup de gestes baroques, et a une foule d'idées fausses.

Une sœur de la mère est placée dans un asile comme lypémaniaque suicide, est morte en 1883.

Le fils de cette femme a un penchant marqué pour les boissons alcooliques, ne peut supporter la boisson et, dès qu'il a bu un peu, déraisonne pendant plusieurs jours, devient jaloux et méchant, et s'est fait renvoyer à cause de cela, de plusieurs places.

Antécédents personnels. — Mlle C... est allée à l'école jusqu'à 13 ans, et y a acquis une bonne instruction primaire.

A 8 ans, sa taille a commencé à se dévier, et la déformation a augmenté jusqu'à la puberté.

Réglée vers 13 ou 14 ans, elle l'a toujours été convenablement jusqu'en 1877, époque du début de l'aliénation mentale.

Depuis l'âge de 20 ans, elle souffre de gastralgie et de dyspepsie.

D'un caractère doux et triste, elle aimait beaucoup la lecture, lisait principalement des romans sombres, et n'allait au théâtre que pour y voir jouer des drames.

Mlle C... avait entrepris un petit commerce d'herbages, mais ses affaires ne réussissaient pas. Le chagrin s'empare d'elle et ses règles s'arrêtent. Elle en arrive vite à se désoler, appréhende l'avenir, se voit pauvre, malheureuse. Tout en ayant conscience de son état, et sentant bien qu'il lui faudrait de l'énergie pour surmonter ses idées tristes, elle se laisse aller au dégoût de la vie et le suicide se présente à elle comme la seule délivrance possible. La surveillance dont elle est l'objet l'empêche seule de mettre fin à ses jours. Cet état persiste pendant huit mois, et cesse au retour des règles. Suit une période de six mois, pendant laquelle la malade est bien réglée, et son état mental bon. Puis nouvelle suppression des règles, et nouvel accès de lypémanie suicide. Mêmes idées délirantes que pour la première fois. Préoccupations de l'avenir, crainte de la misère pour elle et ses parents, dégoût profond de la vie, tentatives de suicide, le même tableau se reproduit. Après un séjour d'un mois dans une maison de santé, elle entre à l'asile de Bron.

A L'ENTRÉE. — Mlle C... est de petite taille, 1^m,40. et présente une scoliose gauche qui a entraîné la malformation générale du squelette thoracique. Le pouls est à 110, les fonctions digestives sont languissantes, le sommeil agité par des rêves en rapport avec l'état lypémaniaque de la malade. Anémie.

Facultés intellectuelles intactes. Mémoire excellente, conscience parfaite de son état, de sa tristesse, de cette angoisse morale qui l'accable, et de son impuissance à réagir.

Les sentiments affectifs sont conservés, et même exagérés. La sensibilité morale est pervertie. Elle ne redoute plus la mort, exagère la gravité des charges qu'elle impose à sa famille.

Front bas, fuyant.

Cheveux châtain clair grisonnants, assez longs, peu épais.

Sourcils châtain clair rares.

Visage maigre, long.

Expression triste.

Yeux grands, jaunes, globes un peu saillants.

Lobule du nez, gros.

Dents très mauvaises ; l'absence des dents à la mâchoire supérieure a entraîné l'affaissement des alvéoles et le palais paraît peu enfoncé.

Oreilles grandes, anthelix et antitragus très saillants au dehors.

Mains longues, maigres ; articulations gonflées.

Doigts très longs.

Les règles reparaissent au mois de février, et la malade dont l'état s'améliore aussitôt, sort le 4 mai 1878.

Elle reste en liberté jusqu'au 10 mars 1881, où elle rentre à l'asile. Les règles sont suspendues depuis sept mois et le délire a reparu depuis la même époque. Elle a fait encore plusieurs tentatives de suicide, soit en essayant de s'étrangler, soit en se jetant à l'eau. Elle vient de l'hôpital où elle est entrée, il y a vingt jours pour un ulcère à la jambe amélioré par des pansements à la teinture d'iode, et l'iodure de potassium à l'intérieur.

Même état intellectuel que lors du premier séjour. Toujours dégoût profond de la vie motivé par les difficultés qu'elle éprouve à faire honorablement ses affaires, et la perspective de la misère qui l'attend. Mémoire intacte, facultés conservées. Jamais d'hallucinations.

État physique. — Anémie, troubles digestifs. Menstruation rétablie. Au tiers supérieur de la jambe gauche, ulcère à bords taillés à pic, serpigineux, très douloureux spontanément, insensible au toucher par places. S'est développé par des plaies qui se sont rejointes.

Iodure de potassium à l'intérieur. Séjour au lit. Amers et alcalins. La plaie de la jambe se cicatrise ; il s'en forme une autre au-dessous du genou. On essaye l'acide phénique, les cautérisations de nitrate d'argent, le vin aromatique et les bandelettes de diachylon et l'iodoforme qui amène la guérison.

L'état mental présente des alternatives d'amélioration et des rechutes.

Août 1881. — Tentative de pendaison dans les cabinets. Amélioration à partir de cette date. La guérison paraît assez complète pour permettre la sortie le 12 février 1883. A peine dehors Mlle C... essaye de nouveau de s'étrangler et menace de se jeter à l'eau. On la ramène à l'asile le 17 février 1883.

Mêmes idées délirantes. Il s'y mêle toutefois en septembre un peu d'excitation. Pendant une nuit elle compose des vers, ce qui ne lui était jamais arrivé.

Actuellement elle va bien, ses règles qui avaient disparu depuis deux ans et demi sont revenues. Elle s'affirme bien guérie, raconte ce qu'elle éprouvait quand ses accès la prenaient, et paraît un peu vive et excitée. Elle s'exprime avec volubilité et une nuance d'embarras et de timidité, et semble chercher à se donner du courage. Elle rougit beaucoup et ne souffre plus de dyspepsie.

Pas trace de démence.

CHAPITRE III

VALEUR DES SIGNES PHYSIQUES DE L'HÉRÉDITÉ

Dans tout ce que nous avons dit jusqu'à présent des symptômes que présentent les aliénés héréditaires, on voit que nous avons systématiquement négligé de parler des malformations physiques, des stigmates de l'hérédité de Morel [1].

C'est que nous avions l'intention de traiter à part ce point spécial que nous avons ailleurs étudié en détail. Cependant nous avons cru devoir relater dans nos observations les principales malformations observées chez nos malades, pour permettre d'en juger directement la valeur.

Qu'on nous permette de rappeler ici une des conclusions de notre mémoire [2] :

Les malformations physiques sont insuffisantes à elles

---

[1] *Historique*, p. 13.
[2] *Historique*, p. 23 et suiv.

seules pour faire affirmer la tare héréditaire. Réunies en un certain nombre, elles peuvent constituer un indice.

On sait ce que sont ces malformations physiques : Crâne bizarre, face asymétrique, taille petite, palais excavé, langue hypertrophiée et fendillée, oreilles à lobule soudé, bec de lièvre, vices du langage, phimosis, cryptorchidie, etc., et tares de l'état général, scrofule, rachitisme, etc.

Tout cela s'observe fréquemment chez les idiots et surtout les imbéciles, êtres manqués au physique comme au moral, et l'on comprend que Morel, qui les considérait comme les héréditaires les plus avérés, ait tenu à retrouver leurs caractères chez tous les autres.

Lorsqu'on cherche ces malformations, on en trouve, et beaucoup. Dans 75 observations d'aliénés notoirement héréditaires, M. le Dr Brun et moi nous les avons notées avec soin, mais nous n'en avons trouvé aucune qui soit constante d'une part, et qu'on ne puisse pas rapporter d'autre part à une cause de dégénérescence autre que l'hérédité de la folie.

Cependant, il est des aliénés héréditaires qui présentent un véritable type particulier de physionomie, plus facile à reconnaître qu'à décrire. C'est un visage bizarre, tourmenté, anguleux avec quelque chose d'ironique et de moqueur, des gestes exubérants, des allures théâtrales, des intonations de voix mordantes, ou au contraire une attitude impassible, un masque dur avec un regard indéfinissable dont l'éclat intense contraste violemment avec le reste de la physionomie. Nous avons cherché dans les observations à caractériser ce regard en accumulant des adjectifs, mais nous n'avons pu rendre qu'imparfaitement notre impression.

Nous ne ferons pas en détail la critique de chacun des prétendus stigmates. Nous nous arrêterons seulement un moment sur la forme du crâne, disant de suite, que si le crâne est souvent irrégulier, ces irrégularités variant presque avec chaque malade, nous paraissent beaucoup moins intéressantes encore que la physionomie.

On nous a reproché de nous être servi du conformateur des chapeliers, instrument infidèle, et peu mathématique. On n'a pas compris que nous cherchions surtout s'il existait une forme de crâne pathognomonique ou au moins constante, que le conformateur pouvait parfaitement nous montrer, puisque nous l'appliquions toujours dans les mêmes conditions.

Comme les tracés ainsi obtenus ne présentaient rien de constant, tout en montrant de nombreuses déformations telles que asymétrie énorme, torsion latérale du crâne, aplatissement pariétal et plus fréquemment occipital, nous étions en droit de conclure qu'il n'y avait pas de forme crânienne caractéristique.

Cette conclusion était confirmée par le résultat des mensurations directes, au mètre et au compas d'épaisseur, des différents diamètres crâniens.

C'est ainsi que nous avons déterminé l'indice céphalique de Broca pour 20 hommes et 49 femmes.

Voici les résultats auxquels nous sommes arrivés :

Sous-dolichocéphales. . .	» hommes,	3 femmes.	
Mésaticéphales.	3 —	2 —	
Sous-brachycéphales. . .	5 —	12 —	
Brachycéphales. . . .	12 —	32 —	

Il est assez intéressant de remarquer que ce sont, en

général, les têtes les plus allongées qui sont les plus dé-
formées et les plus aplaties en arrière. Les trois femmes
sous-dolichocéphales sont de plus très raisonnantes; mais
nous ne verrons là qu'un simple rapprochement.

Qu'on examine ainsi tous les autres stigmates, on verra
qu'aucun d'eux ne peut supporter l'examen et mérite d'être
conservé à titre de signe sérieux.

Si l'on veut bien maintenant songer que l'hérédité vésanique n'est pas seule à se traduire par des malformations
physiques, que la syphilis, la tuberculose, etc., des parents peuvent bien souvent être incriminées, on se rendra
mieux compte encore du peu de valeur des signes pure-
ment physiques au point de vue du diagnostic.

Enfin s'il faut croire, suivant une tendance nouvelle, et
en dépit des affirmations des aliénistes purs, que l'idiotisme n'est pas le résultat unique de l'hérédité vésanique,
qu'il y a des idiots accidentels, porteurs de malformations
diverses qui ne reconnaissent pas du tout une origine héréditaire vésanique, la valeur des signes physiques, dont
la notion est née comme nous l'indiquons au début de ce
chapitre, se trouve par le fait partiellement compromise.

En attendant une démonstration plus complète, nous
pensons qu'il faut être réservé dans l'interprétation des
malformations et surtout de celles du système osseux, et
que, pour diagnostiquer une tare héréditaire, il faut s'appuyer beaucoup sur les signes intellectuels et moraux, et
très peu sur les signes physiques.

C'est afin de montrer l'insuffisance de ces derniers
signes que nous présentons l'observation suivante. Le
malade est manifestement héréditaire. Cependant la tare
ne se révèle par rien, sauf par des malformations physi-

ques assez marquées. Oserait-on, sur ces seuls signes, en
l'absence de notions sur les antécédents, affirmer que ce
malade est un héréditaire ?

Observation XVII

SERVICE DE M. LE D^r MAX-SIMON

Homme. — Hérédité du côté maternel. — Alcoolisme. —
Tentative d'assassinat et de suicide — Signes physiques.

B... Joseph Henri, 40 ans, épicier-chocolatier, marié, entre à
l'asile de Bron, le 28 octobre 1882.

Antécédents héréditaires. — Côté paternel. — Rien à noter.

Côté maternel. — Grand-père mort en 1849 « abruti » (lettre
du juge de paix du pays et certificat médical).

Il avait cinq enfants dont le premier Paul, atteint de folie
furieuse à l'âge de 28 ans a été interné dans un asile en 1847 et
y est mort en 1864.

Le deuxième, Antoine est mort à 30 ans, plus ou moins fou.

Le troisième, Théodore actuellement âgé de 45 ans, passe pour
un imbécile et un extravagant.

La quatrième, Victorine, serait atteinte de manie.

La cinquième, Virginie mère du malade, serait seule, saine
d'esprit.

Antécédents personnels. — Né en 1842, B... ne présente rien
de particulier jusqu'en 1853 où il contracte une fièvre typhoïde
très grave. Quelque temps après, il quitte la campagne pour
venir se fixer en ville et faire son apprentissage chez un
chocolatier.

En 1869, il se marie avec une femme qui avait déjà eu un
enfant, mais dont la dot lui permettait de s'établir. De ce mariage
sont nés trois enfants vivants dont l'aîné a actuellement 14 ans
et les deux autres 12 et 11 ans.

La vie conjugale n'a pas été heureuse pour B... Sa femme qui était irascible, indomptable et menait une mauvaise vie, lui cherchait continuellement querelle. De son côté, B... peut-être poussé par le chagrin se mit à boire. Dès lors des rixes fréquentes éclatent et dans une bataille B... se coupe profondément à l'avant-bras droit en le passant au travers des vitres d'une porte que sa femme a rejetée sur lui. L'artère radial est coupée et le pouce, l'index, le médius restent gros, violacés et engourdis.

Les excès alcooliques continuant, l'état de B... s'aggrave. Il perd la tête, dit-il lui-même, devient très triste. Ses nuits sont agitées par des cauchemars terrifiants ; il crie au voleur, se déshabille dans la rue, passe ses nuits étendu sur le plancher, perd la mémoire et sa vue diminue sensiblement.

Enfin le 15 septembre passant sur un pont, il est poussé par une impulsion irrésistible à se jeter à l'eau. Retiré de la rivière, il est conduit à l'hôpital et de là transféré à l'asile.

L'état physique est ce qu'il y a de plus intéressant chez ce malade en raison des malformations qu'il présente.

La santé générale est satisfaisante. Le malade est petit (1ᵐ 53) mais le corps est vigoureux, le cou gros, la poitrine bombée.

Crâne irrégulier, aplati.

Tour de tête. . . .	550ᵐᵐ	M O	206
Diam. crânien. M. F.	110ᵐᵐ	O B	120
— M. Br.	230ᵐᵐ	O F	186
— D. Max.	237ᵐᵐ	B P	156

Front étroit, bas, un peu fuyant.
Cheveux grisonnants, mal implantés.
Nez droit, ailes épaisses.
Sourcils assez fournis s'élevant en dehors au-dessus de l'arcade.
Yeux jaune brun, Globes oculaires un peu saillants.
Inégalité pupillaire. La pupille gauche est la plus grande.
Ptosis de la paupière droite.

Barbe fournie.

Langue petite.

Palais profondément excavé.

Dents mauvaises, irrégulières. Incisives inférieures plus
longues. Le malade accuse son métier d'être la cause de la perte
de ses dents.

Oreilles : droite, écartée de la tête, amincie, mal ourlée. Anti-
dragus effacé. Lobule soudé.

Gauche, moins écartée de la tête, moins mince; au reste, mêmes
malformations.

Mains courtes, grosses, la droite est gonflée, rouge, le pouce
est déformé par la suture d'un tendon, à l'index la phalangette
est en voie d'élimination par gangrène. Elle tombe au bout de
quelques jours et la plaie se cicatrise très bien.

Sur la face antérieure de l'avant-bras longue cicatrice.

Organes génitaux normaux.

Enfin bredouillement congénital.

À L'OBSERVATION. — On constate un délire lypémaniaque avec
hallucinations de la vue et de l'ouïe, de la tristesse et de l'obtusion d'origine alcoolique.

Cet état s'améliore très rapidement ; déjà au milieu de novembre, le malade commence à se rendre bien compte de sa situation. Il est calme et tranquille et ses conceptions délirantes
disparaissent peu à peu. Il demande à sortir, se préoccupe
de l'état de son commerce et de la situation de ses enfants laissés
en garde à sa femme. Enfin il se propose de demander sa séparation. Tout cela est dit raisonnablement, avec la nuance de tristesse particulière à B... tristesse qui s'explique naturellement
pour qui connaît l'histoire de ce malade.

Étant complètement guéri, il sort de l'asile le 28 décembre
1882.

Rentré chez lui, B... apprend que sa femme vit avec un ouvrier
de ses voisins. Il lui intente alors un procès en adultère, mais le
délit n'étant pas prouvé, il n'obtient que sa séparation à son béné-
fice. Il retombe alors dans ses habitudes alcooliques et il est vu très
souvent en état d'ivresse. Enfin au mois de juin 1883, rencontrant

un jour sa femme et son amant qui lui paraissaient se moquer de
lui, il tire sur l'homme plusieurs coups d'un mauvais révolver
acheté dans un bazar, mais sans l'atteindre. Puis il retourne tranquillement chez lui et se laisse arrêter le soir même sans
résistance.

Un rapport médico-légal sur l'état mental de B... constate la
prédisposition héréditaire, les antécédents et l'état de folie alcoolique de ce malade et conclut à la non-responsabilité. D'où
ordonnance de non-lieu, et rentrée de B... à l'asile le 10 novembre 1883.

Depuis lors son état a peu varié. Il est un peu hébété, sa mémoire est très bonne et il raconte lui-même toute son hisoire,
convient parfaitement qu'il a été aliéné lors de son premier séjour
ici, mais persiste à dire qu'actuellement il n'est pas fou, que,
quand il a tiré sur l'amant de sa femme il a agi en pleine connaissance de cause, et demande : Qu'est-ce que vous auriez fait,
vous, à ma place? Il n'a pas d'hallucinations et demande à
passer en justice persuadé qu'il sera acquitté.

Au reste très calme, il travaille à la cuisine. Ses nuits sont
bonnes, l'état physique satisfaisant. Le bredouillement est peut-
être un peu plus prononcé et rend ses paroles assez difficiles à
comprendre. Il n'y a pas de tremblement des doigts.

CHAPITRE IV

DE LA DÉMENCE CHEZ LES HÉRÉDITAIRES

Morel, qui a su voir tous les points intéressants de la folie chez les héréditaires signale, comme nous l'avons vu dans l'historique, la rareté des lésions anatomo-pathologiques de la démence chez les héréditaires et remarque à ce propos quelle résistance ils offrent à la terminaison menaçante des vésanies, résistance d'autant plus énergique que l'activité cérébrale a été plus surmenée.

Depuis ses travaux, tout le monde a noté cette résistance et il est évident qu'elle doit frapper l'esprit de l'observateur qui suit pendant de longues années des aliénés héréditaires presque constamment excités et présentant des conceptions délirantes éminemment originales et pour ainsi dire intelligentes, ou qui rencontre des malades aucunement affaiblis au point de vue intellectuel, avec une mémoire parfaite et un esprit brillant et caustique, qui ont déjà trente ans de séjour dans des asiles, comme nous l'avons vu nous-même.

Il semble en effet, et cela est vrai surtout des aliénés raisonnants, que ces malades ne sont pas de vrais malades, que ce sont plutôt des êtres mal faits, des monstres cérébraux qui ont des lacunes matérielles comme ils ont des lacunes morales et intellectuelles. Il semble encore, et nous pensons maintenant aux originaux de toute sorte qui peuplent la société, vivent plus ou moins d'accord avec les lois qui la régissent, mais ne sont jamais ou du moins rarement enfermés dans les asiles, qu'ils ont dans leur cerveau, du reste bien organisé, une faible lésion, une petite tache, qui les préserve de plus grands dégâts et qu'ils sont en quelque sorte, nous avons retenu le mot, vaccinés contre la folie, comme ils le seraient contre la rage, par une atténuation de virus.

Un idiot ne devient pas dément. Or, que sont ces dégénérés de première classe sinon des idiots à un degré moins avancé? Étant donc admis ce premier point, précieux à noter au point de vue tant du diagnostic que du pronostic, il faut se demander si tous les malades entachés d'hérédité se comporteront de la même façon.

Nous verrons que là encore il n'y a rien de précis, il n'y a pas de règle absolue, et que des malades à antécédents héréditaires redoutables, à formes vésaniques très rapprochées de la folie raisonnante, deviennent déments, mais avec des nuances particulières que nous chercherons à mettre en lumière.

Déjà Moreau de Tours, étudiant les petits prodiges, avait remarqué combien peu ils donnent dans un âge mûr ce qu'ils avaient promis dans l'enfance; combien au contraire ils s'atrophient souvent au point de vue cérébral, et il avait justifié ainsi le rapprochement qu'on a fait maintes fois entre le génie et la folie.

Tout récemment M. Ball, parlant de l'hébéphrénie à la clinique de Sainte-Anne, signalait sa terminaison par une démence précoce. Nous avons noté plus haut la thèse de M. Gauthier qui donne douze observations de cas analogues. Nous n'avons malheureusement pas d'observations de ce genre, mais tout en admettant les résultats obtenus par ces observateurs, nous pensons qu'il faut être réservé dans le diagnostic. Il nous souvient à ce propos d'un cas dont l'observation détaillée n'a pas été prise. Il s'agissait d'un jeune homme, aliéné héréditaire précoce, exempté du service militaire comme dément qui s'améliora vers vingt-cinq ans et fut assez guéri pour faire son service de réserviste à vingt-sept ans. Le cas clinique était très net. Il n'y avait pas erreur de diagnostic, mais insuffisance de terminologie et il aurait fallu dire démence transitoire, si les deux mots avaient pu s'accorder, ou plutôt pseudo-démence.

Les aliénés que nous allons étudier se comportent encore, vis-à-vis de la démence, de façon différente, mais on peut les ranger en trois groupes dont nous ne donnerons que des types aussi tranchés que possible. Chez les uns, c'est dans la marche de l'affection qu'il faut chercher le caractère héréditaire, chez les autres c'est dans la forme, et enfin pour les derniers, il n'y a pas de signe différentiel appréciable.

PREMIER GROUPE

DÉMENCES À MARCHE LENTE

Observation XVIII

SERVICE DE M. LE Dr PIERRET

Femme. — Hérédité directe du côté maternel. — Début précoce. — Perversion du sens moral. — Excitation maniaque — Préoccupations hypochondriaques. — Léger affaiblissement intellectuel. — Seize ans de séjour dans l'asile.

Mlle C... Marie, couturière, entre à l'asile de l'Antiquaille le 5 mars 1870 à l'âge de 34 ans.

Antécédents héréditaires. — Cette malade appartient à une famille nombreuse, jouissant d'une certaine aisance depuis quelques générations, et dont les membres sont presque tous nerveux et irritables.

Côté paternel. — Le père est mort à 53 ans, d'une affection pulmonaire. Avait eu la syphilis.

Trois tantes et deux oncles, dont l'un médecin, nous sont inconnus.

Côté maternel. — Grand'mère morte paralysée à l'Hôtel-Dieu à l'âge de 62 ans.

Mère atteinte de folie morale avec perversion des instincts sexuels ; dipsomane, prenait des crises de nerfs et se livrait à des orgies avec son fils et sa fille qui sont tous deux à l'asile actuellement.

Une tante nous est inconnue.

Un frère mort de convulsions à l'âge de deux ans.

Un autre frère est atteint de folie morale à début précoce avec perversion des instincts sexuels, aptitudes artistiques, talent musical inné. Hallucinations de l'ouïe et de la vue, préoccupations hypochondriaques.

Cet homme, qui présente tous les caractères de la folie raisonnante type, est à l'asile depuis 1866 ; il avait eu antérieurement deux accès. Chez lui, la résistance à la démence est remarquable. Il n'en présente aucun signe malgré la longue durée de l'affection ; il est âgé aujourd'hui de cinquante ans.

Antécédents personnels. — Réglée à quinze ans, Mlle C... l'était encore à quarante- sept ans, mais l'écoulement sanguin était toujours accompagné de douleurs de reins, de lassitude, et d'un peu d'excitation.

Caractère toujours bizarre, intelligence mal équilibrée. Avant son internement, avait des rapports sexuels avec son frère.

Le début de l'affection a été précoce. La malade a été internée pour la première fois à l'âge de 28 ans. La seconde fois l'âge de 30 ans. Aucun renseignement sur la forme de son délire. Cependant un certificat de 1878 nous apprend qu'à cette date, elle est atteinte de manie chronique avec incohérence, préoccupations hypochondriaques, et troubles de la sensibilité générale.

1883. — Semi-excitation avec incohérence qui s'accentue à mesure qu'on laisse la malade livrée à ses idées et quand on ne fixe pas son attention par des questions. Ne se plaint de personne mais injurie les autres malades pour les motifs les plus futiles. Elle parle assez correctement, avec volubilité, et montre de la tendance à la contradiction, fait des objections, rectifie ce qu'on lui dit.

Préoccupations hypochondriaques persistantes. Elle se plaint de souffrir beaucoup, et prétend avoir un tœnia dans l'intestin.

Les sentiments affectifs sont complètement abolis. Elle ne s'inquiète aucunement de son frère. Pas d'habitudes de masturbation. Elle s'occupe par moments à la lingerie.

La mémoire est un peu affaiblie ; on observe un *commencement de démence.*

Pas d'hallucinations.

L'expression du visage est sérieuse et absorbée. Le front est haut, les yeux bleu foncé. En fait de malformations, les oreilles seules portent des traces. Elles sont petites et pointues, à lobule soudé. L'hélix manque à droite, en haut et en arrière.

Observation XIX

SERVICE DE M. LE Dr PIERRET

Femme. — Hérédité du côté paternel et maternel? — Excitation maniaque périodique. — Affaiblissement intellectuel léger eu égard à la longue durée du délire. — Excentricités.

Mme B... femme A..., tisseuse, âgée de 43 ans, entre à l'Antiquaille le 23 mars 1881.

Antécédents héréditaires. — Côté paternel. — Grand'père, mort aliéné à l'asile de l'Antiquaille.

Père mort aliéné dans le même asile. Aurait été paralysé plusieurs années avant sa mort.

Côté maternel. — Une tante ou grand'tante (?) a été aliénée et internée à l'asile.

Un frère a eu un accès de délire mélancolique qui a duré trois mois, mais n'a pas été suivi d'internement.

Une nièce, fille de ce frère, a fait trois séjours à l'asile : la première fois en 1869 à l'âge de 26 ans pendant dix mois, la seconde fois en 1877, pendant quatre mois, la troisième fois en 1878-1879, pendant un an. Du reste, elle avait eu déjà plusieurs accès d'aliénation avant son premier internement. Le certificat d'admission en porte le nombre à six; les certificats des médecins de l'asile portent le diagnostic : folie héréditaire périodique à forme mélancolique.

Antécédents personnels. — Entrée depuis 1831 à l'asile; tout ce que nous savons de l'état de la malade pendant une longue période, c'est qu'elle était atteinte d'excitation maniaque ainsi que l'atteste un certificat de l'année 1878.

1883. — Malgré la longue durée de la maladie mentale, on n'observe qu'un léger affaiblissement intellectuel.

Ce qui domi e encore, c'est l'excitation maniaque avec agitation et incohérence. Il y a des périodes pendant lesquelles la malade travaille, est tranquille, mais s'entête à ne pas vouloir causer.

Pendant les périodes d'excitation, le délire a un cachet spécial. La malade fait des farces à ses compagnes, cache les objets qu'on laisse traîner, fait des grimaces comiques, se moque de ceux qui l'interrogent, enfin chante la nuit et parle toute seule.

Elle ne gâte pas.

Cette femme est d'une constitution robuste et n'est jamais malade Seule une hernie crurale gauche l'a fait souffrir de temps à autre.

Le front est fuyant, déprimé latéralement, les yeux bleu clair, brillants, le palais excavé, les canines supérieures longues, les oreilles longues et étroites.

Observation XX

SERVICE DE M. LE Dʳ MAX-SIMON

Homme. — Hérédité directe du côté du père et collatérale du côté de la mère. — Folie raisonnante. — Conceptions délirantes sur la personnalité. — Démence à marche lente.

Thi... Jean-Marie, 35 ans, géomètre, célibataire, entre à l'asile de Bron le 19 mars 1883.

Antécédents héréditaires. — Côté paternel. — La famille de Thi... est considérée dans le pays comme une famille de fous. Ses ancêtres vivaient retirés, étaient sauvages, originaux, excentriques. Plusieurs étaient bornés et l'on nous rapporte de l'un d'eux qu'il s'informa naïvement de la possibilité d'un mariage entre frère et sœur. Cependant on ne signale pas parmi eux de perversion morale d'ordre criminel ou délictueux.

Le père de Thi... est mort à 73 ans, atteint de démence sénile depuis plusieurs années.

Côté maternel. — Un grand'oncle fut enfermé à l'asile de Montredon il y a quarante ans environ. Il avait présenté des alternatives d'excitation maniaque et dépression avec idées de suicide. Mort à l'asile.

Un autre grand'oncle qui nous donne les renseignements paraît intelligent et instruit.

Une tante a été aliénée dès sa jeunesse. Incapable de rien faire, elle s'excitait, chantait, faisait des farces. Actuellement, âgée de 57 ans, elle est gâteuse et dans un état de dépression complète. Elle aurait eu des convulsions à l'âge de 4 ou 5 ans.

Enfin, nous trouvons l'observation d'une malade de l'asile de Bron, née dans le même pays et fille d'un père et d'une mère qui portent tous deux le même nom que le sujet de cette observation. Elle appartient, en effet, d'après les renseignements, à la famille de Thi..., mais le degré de parenté est inconnu. Elle a fait ici un séjour de trois ans et a présenté un délire lypémaniaque avec périodes d'excitation, impulsions incendiaires et actes obscènes. L'amélioration s'est produite sous l'influence d'une variole, et elle est sortie guérie.

Antécédents personnels. — Thi... a toujours été considéré comme un esprit exalté. Il était sérieux, sauvage, d'une dévotion exagérée et lisait énormément. D'un caractère habituellement timide, s'il venait à sortir de sa réserve il s'excitait rapidement. Le fait lui arriva, un jour entr'autres, où il se trouva en rapport avec un personnage influent qui visitait le pays. D'abord intimidé, il parla peu à peu avec assurance, puis avec un aplomb démesuré, et finit par déclamer.

Depuis plusieurs années, sa conduite laissait donc soupçonner le manque d'équilibre de ses facultés, lorsque, son père ayant refusé son consentement à un mariage qu'il projetait, la déroute fut complète A dater de ce jour, il se crut victime de sa famille qui, disait-il, voulait le dépouiller. Il acheta et vendit à des prix ridicules au point qu'on fut obligé de le faire interdire. Son état s'aggrave. Habituellement sobre, il s'adonne à la boisson, et refuse toute société, toute conversation. Tantôt il discute seul dans les chemins isolés ou dans les bois, se promenant dans une tenue sordide, porte des cheveux et une barbe incultes d'une longueur extraordinaire, est couvert de vermine et armé d'un long et lourd bâton dont il ne menace du reste personne. Tantôt au contraire, il s'enferme dans une chambre dont il est impossible de le faire sortir ; là il feuillette des livres, des cahiers, mais sans travail suivi. Cet état inquiète sa famille et nécessite son placement à l'asile.

A L'OBSERVATION. — L'état physique du malade est assez satisfaisant sauf un peu d'anémie.

. L'attitude est tranquille, le visage inerte. A première vue on le juge beaucoup plus dément qu'il ne l'est. Il a un peu de tremblement des mains. Le crâne est pointu, il y a une asymétrie faciale très marquée à prédominance du côté droit.

Oreilles grandes, longues, pointues. L'antitragus est aplati et le fond de la conque n'est séparé du lobule que par une petite arête. La bifurcation de l'anthélix est fortement recourbée en bas.

Petit goître médian qui a fait réformer le malade.

Enfin on trouve un phimosis avec prépuce très développé.

Le fond morbide est constitué par un état lypémaniaque avec idées de persécution. Il craint surtout d'être poursuivi par ses voisins pour faux en écritures. Ses idées délirantes, assez diffuses et incohérentes portent encore sur la personnalité. « Il s'appelle bien Thi... mais il n'est pas le fils Thi... et la famille Thi... ne lui est rien ». Pas de conceptions ambitieuses. Il s'exprime assez bien, et on voit qu'il ne manque pas d'une certaine instruction. La marche de l'affection est progressive. Il y a tendance manifeste à la démence.

Le malade ne s'agite jamais ; il cause un peu tout seul.

Observation XXI

SERVICE DE M. LE D^r MAX-SIMON

Homme appartenant à une famille d'aliéné. — Alcoolisme.
Asystolie. — Démence d'emblée.

Wer... Henri, sans profession, né le 21 février 1828, veuf, entre
à l'asile le 9 décembre 1882, âgé de 54 ans.

Antécédents héréditaires. — Côté paternel. Le père, Claude W.,
commis voyageur en librairie, avait fait des excès de boisson. Il est
mort aliéné (*maladie d'ennui*) non interné. Il se levait la nuit,
criait, faisait du tapage, puis restait plusieurs jours sans parler,
et s'enfermait pour écrire beaucoup. Il avait commencé ses études
dans un séminaire pour se faire prêtre, puis brusquement les avait
interrompues pour les recommencer, mais on l'avait renvoyé.

Il avait deux sœurs, toutes deux mariées, l'une vit encore, et
deux frères mariés, vivants. L'un Jean-Bapt. Wer... a une fille
née en 1836, épileptique.

Côté maternel inconnu.

Wer... a trois sœurs. Deux sont ses aînées et l'une a eu des
accidents hystériques. La troisième sœur est sa cadette ; elle a une
fille à l'asile, née en 1862, internée pour imbécillité avec arrêt de
développement des facultés intellectuelles et des sentiments affectifs, et tendances immorales.

Antécédents personnels. — Wer... a perdu ses parents à l'âge
de 12 ans. Placé avec ses trois sœurs dans un orphelinat, il en est
sorti pour entrer en apprentissage, a entrepris le métier de tisse-
rand, s'est marié, a eu deux enfants. Quand sa femme fut morte,
il vécut chez son fils, et c'est là que la maladie l'a surpris.

Sa santé est généralement bonne ; mais de très bonne heure il
a souffert de palpitations qui l'empêchaient de faire aucun effort.
A noter des habitudes alcooliques assez marquées.

Le début de l'aliénation a été brusque. C'est à peine si dans les semaines précédentes on a remarqué quelques légers troubles de l'intelligence et quelques modifications dans le caractère. Il était triste, se préoccupait de ses affaires. Le 24 novembre, après son repas du soir, où rien dans ses allures n'avait laissé soupçonner la catastrophe qui se préparait, il se rendit au café, souffrant d'un mal de tête assez violent. Au bout de quelques instants, il fut pris de vomissements alimentaires, après quoi il s'endormit sur la table. A son réveil, il avait perdu la raison ; incapable de donner aucun renseignement sur son identité, il dut passer la nuit au poste de police. Depuis il a toujours déraisonné. Il présente des alternatives de prostration et d'agitation avec hallucinations de la vue et de l'ouïe, menace d'incendier sa maison et à plusieurs reprises tente de se jeter par la fenêtre. La marche rapide vers la démence est facile à constater.

A L'ENTRÉE. — Wer... présente des malformations physiques assez remarquables.

Il est petit, 1^m,56. Les jambes sont courtes et arquées en dehors Les organes génitaux sont normaux.

La face est tordue de droite à gauche. Il y a de l'asymétrie frontale, la bosse frontale droite est moindre que la gauche, le sourcil droit plus bas que le gauche, les deux sourcils abandonnent l'arcade orbitaire en dehors pour descendre au-dessous.

Le crâne est aplati en arrière, allongé.

Sa forme, au conformateur, ressemble assez à une semelle. Il y a aplatissement de l'occiput et dépression très marquée des fosses temporales.

Du côté de l'intelligence on constate un affaiblissement considérable des facultés intellectuelles. Délire vague de satisfaction alternant avec conceptions délirantes de nature dépressive. Hallucinations de la vue et de l'ouïe.

Affaiblissement très marqué des fosses musculaires, tremblement vermiculaire des lèvres.

Fonctions digestives troublées.

Poumons sains.

Pouls irrégulier. Faux pas. Cœur hypertrophié. Battements tumultueux. Bruits forts.

Depuis lors l'intelligence va s'affaiblissant, mais la marche est moins rapide qu'au début. La mémoire est obscurcie pour les faits anciens. Il faut souvent mettre le malade sur la voie, alors les souvenirs lui reviennent, mais avec peine. Ce qui le préoccupe constamment, c'est l'état de son cœur. De temps à autre il se plaint plus vivement; habituellement calme et tranquille, il devient soucieux et inquiet. Dans les premiers jours il disait qu'il n'avait pas de cœur, maintenant il demande tous les jours qu'on lui en mette un autre à la place, un cœur de mouton, un cœur de marbre. Notons, à côté de la persistance de cette idée, comme une nuance de plaisanterie qui l'accompagne. Presque toutes les nuits, il est réveillé en sursaut par des battements de cœur. Il est alors épouvanté et perçoit des visions effrayantes mais très fugaces.

Le sens moral est intact. Les sentiments affectifs paraissent conservés.

La vie au dehors est impossible. Ses parents ont voulu l'en faire essayer et ont été obligés de le ramener à l'asile au bout de trois jours, à la suite d'un nouvel accès d'agitation.

Fonctions digestives normales en général. Un peu de dysphagie à la fin des repas.

Cœur: asystolie. Bruits tumultueux, irréguliers. Etat s'aggravant par périodes. Impulsion forte, soulevant parfois la main. Pas de souffle.

Les caractères communs de ces observations sont faciles à mettre en lumière.

Les deux premières surtout (observations XVIII et XIX) dont les sujets sont atteints d'excitation maniaque sont remarquables par la longue durée de la maladie, seize ans dans le premier cas, quinze dans le second et par le léger degré d'affaiblissement intellectuel qu'on observe. Cet affaiblissement qui a mis longtemps à se montrer est cependant réel, mais il marche si lentement que les malades se modifient à peine depuis qu'il a commencé.

Le troisième malade est un fou raisonnant, dont la démence est excessivement légère aussi. Ce qu'il y a de plus remarquable dans son cas, c'est qu'à un examen un peu superficiel, il parait beaucoup plus dément qu'il n'est ; il a même le type d'un paralytique général. (Observation XX.)

La démence du sujet de l'observation suivante (Observation XXI) est également très lente avec conservation d'une partie de la mémoire. Ce qu'il faut signaler c'est le début brusque avec amélioration assez rapide !

DEUXIÈME GROUPE

DÉMENCES A CARACTÈRE HÉRÉDITAIRE PERMANENT

Observation XXI

SERVICE DE M. LE Dr MAX-SIMON

Homme. — Hérédité directe du côté maternel. — Aptitudes mécaniques. — Démence avec persistance d'un délire professionnel.

Gir... Claude-François-Gertrude, 34 ans, mécanicien dessinateur, célibataire, entré à l'asile le 17 septembre 1877, par transfert de l'asile de Mont-de-Vergues, où il était entré le 17 septembre 1875.

Antécédents héréditaires. — Côté paternel. — Père d'un caractère irascible et violent. Mort.

Côté maternel. — La grand'mère aurait pris des *crises de folie.*

La mère a été internée dans deux asiles.

Elle a eu trois enfants :

1º Un fils interné comme sa mère dans deux asiles.

2º Le malade.

3º Un troisième fils alcoolique.

« Tous les membres de la famille sont un peu fous. »

Antécédents personnels. — Nous savons assez peu de chose sur le compte personnel de ce malade. Il a fait d'assez bonnes études de français dans un lycée, puis est entré à l'école des Arts et Métiers d'Aix, où le portaient ses goûts pour le dessin et la mécanique. Assez aisé, il a pu se faire remplacer au service militaire, et est entré à l'asile à l'âge de 32 ans.

A L'ENTRÉE — On diagnostique : Manie chronique. Délire incohérent. Tendance à la démence.

Gir... est un homme de taille moyenne, 1^m,60, et de constitution vigoureuse. Il n'est jamais malade.

Le front est haut, étroit, les yeux bruns, le regard brillant. Les incisives médianes supérieures sont larges et longues et dirigées en arrière ; l'oreille gauche est mal ourlée, les deux oreilles sont écartées du crâne. Aux organes génitaux, il y a un léger phimosis et le testicule droit est à l'anneau.

La mémoire de Gir... est assez bien conservée. Mais son attention est difficile à fixer, et son jugement est complètement faussé. Il présente un délire extrêmement incohérent, et dans son imagination égarée prennent naissance les conceptions les plus bizarres et les plus ridicules. Toujours à préparer des plans et des projets, il s'explique facilement et livre volontiers ses idées délirantes. Dire qu'il veut changer les fous en porcs, les envoyer manger des glands pour les fortifier et ensuite les rechanger en hommes, c'est montrer à quel point le sens commun est oblitéré chez lui.

Ses allures sont aussi bizarres que ses pensées. Quand on lui parle, il tourne autour de son interlocuteur, l'examinant curieusement, explorant le tissu de ses vêtements, touchant à tout ce qui est instrument avec plaisir et même avec bonheur. Quand il ne travaille pas aux champs, travail qui est seul en rapport avec sa mobilité, sinon avec ses aptitudes, et qu'il exécute, du reste, avec calme et docilité, il s'occupe à confectionner des plans bizarres où l'on peut cependant observer une certaine habileté de main, et des prospectus écrits au crayon en une sorte de bâtarde qui lui est propre, qu'il distribue à tout le monde et dont l'objet est toujours une invention de l'ordre mécanique. Ce sont des pierres en bois, des muselières *en maillechort et tous métaux*, pour garçons de café et de restaurant, des ratières gigantesques pour prendre les éléphants et les animaux féroces, etc.

Voici la copie de quelques-uns de ces prospectus dont nous respectons l'orthographe :

« Bureaux de brevet gouvernemental dans toutes les villes terrestre — avec des vastes engard pour les objets à bréveter.

« Photographie lentille en diamant.

« Monture de fiacre en maillechort, or, argent.

« Bain avec préparation chimique et brassage par natation.

« Masse emboîtage carré et très long et plusieurs vis, mordu s sur fonte et prise sur bois. »

Cette observation, malheureusement la seule où nous ayons des renseignements bien nets sur les antécédents, mais dont nous connaissons d'autres exemples, nous paraît représenter le type de ces déments, à marche lente, mais plus atteints que les précédents, gardant dans leur démence des caractères manifestement héréditaires, conservation d'une partie de la mémoire unie à une abolition complète d'autre partie, excitabilité grande, conceptions bizarres et originales, persistantes, souvent aptitudes artistiques et même talents conservés, mais irréguliers et bizarres aussi.

Nous rapprochons des observations précédentes deux faits de nature à montrer combien sont variables les manifestations de la démence chez les héréditaires. Les deux malades, dont le premier a été atteint de folie morale à caractères héréditaires affirmés par un rapport médico-légal, sont déments absolus et leur démence est analogue à celle des autres aliénés. Les deux cas sont assez semblables comme délire (délire de persécutions suivi d'assassinat) pour que nous ayons tenu à les mettre à côté l'un de l'autre.

Observation XXIII

Service de M. le Dr Max-Simon

Homme. — Aliénés dans les deux branches de la famille. — Perversion morale précoce. — Aptitudes mécaniques. — Délire des persécutions avec hallucinations de l'ouïe. — Assassinat. — Terminaison par une démence simple

Ce malade a été l'objet d'un rapport médico-légal par M. le Dr Max-Simon, publié dans les *Ann. Med. psych.* de 1879.

R... Alphonse, né le 13 août 1846, rentier, célibataire, entre à l'asile le 11 septembre 1878, âgé de 32 ans.

Antécédents héréditaires. — Côté paternel. — Un cousin du père mort fou dans un asile en 1850.

Une cousine ayant fait une tentative de suicide.

Une autre cousine qui se croit empoisonnée et poursuivie par une bande.

Côté maternel. — Dans la famille de la mère, il n'est pas rare de rencontrer une certaine exaltation dans le caractère.

Le malade a deux sœurs et un frère.

1° Une sœur aînée spirituelle, excentrique, atteinte de folie hystérique avec crises convulsives.

2° Un frère aîné qui s'est signalé par ses excentricités, ses débauches honteuses, dans le genre sadique, a fait de la prison et a péri assassiné ou par un suicide.

3° Une sœur cadette, actuellement dans une maison de santé, a des hallucinations de l'ouïe, elle entend des discours érotiques et a eu des idées d'empoisonnement avec agitation maniaque.

Antécédents personnels. — A dix ans, R... a eu une méningite grave, plus tard une nécrose du tibia. On dut extraire de nombreux séquestres et pendant quatre ans il marcha avec des béquilles ; il demeura longtemps malingre et souffrant.

Au point de vue intellectuel, on constate chez R... des facultés assez ordinaires. Cependant on note chez lui, une aptitude spéciale et même un certain génie inventif dans l'art de l'armurier.

Sa jeunesse est surtout marquée par des excès et des actes graves au point de vue moral et des excentricités qui dénotent déjà une tare héréditaire.

Vers 1871, apparaissent les premières idées de persécution avec hallucinations de l'ouïe et violents maux de tête. R... suit alors un traitement hydrothérapique qui semble amener une rémission, mais en 1875 les idées de persécution reviennent plus prononcées, R... est surveillé par une bande et on cherche à l'empoisonner.

Enfin le 15 juillet 1878, R... tue son beau-père d'un coup de fusil tiré par derrière. Après l'accident il est comme affolé et parait avoir voulu se tuer. Arrêté et conduit à la prison, ses façons attirent presque immédiatement l'attention du directeur. Ses idées de persécution le reprennent et il s'y joint une certaine excitation maniaque due probablement aux émotions diverses éprouvées par R...

Comparaissant en police correctionnelle sous l'inculpation d'homicide par imprudence, R... allait être condamné à une peine légère quand tout à coup il se lève et déclare en pleine audience qu'il a tué son beau-père volontairement parce que celui-ci l'empoisonnait. En présence d'une telle déclaration, le tribunal décida que R... serait envoyé à l'asile de Bron pour y être soumis à l'observation.

Le rapport médical dont nous extrayons les points principaux et les renseignements sur notre malade le montre excité, incohérent, insolent. Il ne dort pas, ses actes sont irréguliers. Pendant quelque temps il se lave avec son urine, met des pierres dans sa bouche, etc. D'après le rapport d'un gardien, il se livre vis-à-vis d'un autre malade à des tentatives déshonnêtes. Les idées d'empoisonnement persistent. On emploie pour lui nuire le sublimé, les poudres, et il montre ses ongles et ses mains comme preuve de ce qu'il avance.

Après un mois de séjour à l'asile, l'excitation de R... est remplacée par une prostration marquée et de l'amaigrissement. Apparition de quelques idées de grandeur. R... se dit le maître et veut commander dans la division. Toujours mêmes actes excentriques et hallucinations de l'ouïe qu'il appelle des voix du plafond. Illusions de la vue.

Le rapport conclut que R... est un aliéné héréditaire à idées de persécution et d'empoisonnement avec hallucinations, illusions et conceptions délirantes ambitieuses. Son délire est chronique et date de plusieurs années déjà. Il est absolument irresponsable.

R... est réintégré à la prison et, son affaire appelée et les experts entendus, R... déclaré irresponsable est mis par le tribunal à la disposition de l'administration.

Il rentre à l'asile le 18 février 1879.

État physique. — Très rarement malade, R... est grand (1 mètre 76) et mince. Ses traits sont fins, mais l'expression de la figure est devenue hébétée et le teint hâlé avec des plaques rouges.

Cheveux châtains. Yeux jaune brun. Globes un peu saillants. Nez droit, fin, narines grandes.

Barbe rare sur les joues. Lèvres fortes.

Dents très mauvaises et très irrégulières. Incisive supérieure médiane gauche très grosse. Canine inférieure gauche proéminente.

Oreilles minces, la gauche plus longue que la droite.

Main osseuse. Doigts longs. Phalangine des pouces énorme, plus longue et plus grosse que la phalange ; malformation remarquée chez l'assassin Troppmann.

Organes génitaux normaux volumineux. Asymétrie faciale. Côté droit plus effacé que le côté gauche.

État intellectuel. — Depuis sa rentrée jusqu'aujourd'hni R..

présente toujours les mêmes conceptions délirantes. Mais il marche progressivement vers la démence. En mai 1879, il a eu des conceptions ambitieuses accusées. Plus tard, en 1882, ont apparu des illusions de la sensibilité générale. Il s'imaginait que les invisibles lui coupaient le frein de la verge.

En 1883, il présente un peu d'affaiblissement intellectuel avec persistance des idées de persécution et des hallucinations de l'ouïe. Il répond lentement aux questions, articule mal avec arrêt sur certaines syllabes et évite avec soin les mots : pas ou point. Il dit : *je ne vins, je ne veux.* Il parle des invisibles mais ne veut pas donner de détails sur eux ; il laisse seulement entendre qu'il a maille à partir avec eux la nuit.

Tranquille en général, il passe ses journées à fumer de nombreuses cigarettes ; il se promène seul, et cause peu ou bien parle tout seul en se retournant comme s'il répondait à des interlocuteurs. Il accomplit des actes insignifiants, comme de tirer les cordons de ses souliers pendant des heures, demande quelquefois à faire de petits ouvrages et à accompag.er le médecin à la visite

Il n'a pas de tremblement ni d'inégalité pupillaire, et, par moments, il est gâteux.

Observation XXIV

SERVICE DE M. LE D^r MAX-SIMON

Homme. — Frère et sœur aliénés. Lypémanie. — Délire de persécution. — Hallucinations diverses. — Démence. — Assassinat.

D... André, 39 ans, cultivateur, veuf, entre à l'asile de Bron, le 3 novembre 1879.

Antécédents héréditaires. — Nous savons peu de chose sur les antécédents de D... Il a eu plusieurs parents aliénés, voilà tout ce que nous avons appris.

Mais sa sœur a fait plusieurs séjours dans des asiles, et a été en particulier internée deux fois ici en 1880 et 1881, ce qui nous a permis de recueillir quelques renseignements sur elle. La maladie de cette femme a débuté à l'âge de 23 ans. Toutes ses rechutes sont provoquées par un accouchement ou par les fatigues de l'allaitement. Elles sont caractérisées par un état d'agitation maniaque avec hallucinations de la vue et de l'ouïe qui guérit rapidement. Cette malade est bien réglée; elle a eu cinq enfants dont trois morts et a avorté deux fois, la première à six mois, l'autre à sept.

Enfin D... a eu encore un frère aliéné, ce qui nous paraît suffisant à prouver l'hérédité.

Antécédents personnels. — D... s'est marié avec une femme dont la conduite immorale l'a obligé à demander sa séparation. Plus tard, cette malheureuse qui était partie de chez son mari avec son enfant l'empoisonna pour s'en débarrasser, avec des allumettes chimiques. Le chagrin que notre malade avait ressenti de la conduite de sa femme, les ennuis que lui causèrent ensuite son procès, puis sa condamnation lui firent rechercher les boissons et bientôt ses excès développèrent chez lui un état de folie alcoolique compliquée d'idées de persécution.

Interné à l'asile de l'Antiquaille, il en sortit par évasion en 1873, et retourna dans sa commune. Sur la demande du maire il y fut laissé en liberté. Mais ses idées de persécution, loin de s'effacer, ne firent que s'accentuer davantage. Logeant dans une famille composée du père, de la mère et de trois jeunes enfants. D... s'imagine bientôt qu'il est tombé entre les mains d'une bande d'assassins. Des illusions et des hallucinations de l'ouïe lui font entendre des discours menaçants. « Il faut tuer André » dit un jour le mari à sa femme, et tous les jours ce sont de nouveaux complots qu'il découvre. Les illusions et les hallucinations de la vue viennent confirmer les faux témoignages de l'ouïe. Une poutre du plafond de la chambre de D... prend à ses yeux l'aspect d'une jambe. Autour de cette jambe apparaissent de nombreux cadavres, tous suspendus au plafond. Ce sont les victimes de la famille M... Puis un beau jour, tous ces cadavres se mettent à tomber sur

D... et à entrer dans son corps que le malade sent grandir et grossir pour les recevoir. Il tombe même, du plafond, des gendarmes. La situation devient intolérable, et le malheureux persécuté cherche à en sortir ou du moins à se venger de ses bourreaux.

Cependant son état devait mettre ses voisins sur leurs gardes. D... donne déjà des signes de démence. Il est vu se déshabillant en public.

Un jour pendant que M... et sa femme sont sortis, D... saisit un des enfants par le pied et le fait tourner en l'air pendant plusieurs minutes. L'enfant, probablement terrorisé, n'ose pas se plaindre, et le fait passe malheureusement inaperçu, car D... quelques jours après tue d'un coup de hache la femme M... et l'un de ses enfants, et blesse grièvement les deux autres, puis il se laisse tranquillement arrêter et conduire en prison.

L'état mental de D... a donné lieu à un rapport médico-légal qui n'a pas été publié, et que nous n'avons pu nous procurer, mais à la suite duquel il a été, après ordonnance de non-lieu, amené à Bron où l'on constate de suite qu'il présente un affaiblissement notable des facultés intellectuelles.

A L'OBSERVATION. — L'état physique de D... est satisfaisant au point de vue des fonctions digestives.

Au cœur, rétrécissement et insuffisance mitrales.

Taille 1ᵐ,58.

Crâne aplati par derrière.

Front bombé, étroit, visage allongé. Asymétrie faciale, côté gauche plus effacé.

Yeux brun foncé.

Oreille ramassée, hélix large.

Dents conservées. Incisives supérieures médianes larges; latérales, petites. Canines inférieures fortes.

Palais excavé.

Organes génitaux. Testicules rétractés. Verge longue, renflée en massue.

État intellectuel et moral. — Un certificat en date du 15 avril 1880 nous renseigne sur l'état de D... à cette époque. Ce

malade présente un délire de persécution compliqué de démence
avec hallucinations de la vue, de l'ouïe et de la sensibilité générale, hallucinations internes et illusions. Causes de la maladie :
hérédité, chagrin profond que lui a causé la mauvaise conduite
de sa femme et un crime commis par cette malheureuse (empoisonnement de son enfant). La maladie paraît remonter à 14 ans
environ et le malade doit être considéré comme complètement
incurable.

La démence a progressé jusqu'aujourd'hui et actuellement les
facultés intellectuelles de D... sont à peu près complètement
éteintes. Cependant dans les paroles incohérentes de ce malade,
on peut distinguer quelques idées confuses de persécution et de-
viner des hallucinations persistantes de la vue, de l'ouïe et de la
sensibilité générale. Ainsi D... dit qu'on le pique ; il voit des
personnes imaginaires, des sœurs, un chien noir qui revient très
souvent dans ses discours. Il parle d'une façon vague et très
incohérente des personnes qu'il a tuées, des persécutions qu'elles
lui faisaient subir, ne paraît plus avoir conscience de ce qu'il a
fait, et dit que c'est un autre qui a commis le crime dont on
l'accuse.

C'est un malade calme et docile que sa situation spéciale oblige
cependant à maintenir dans la division des agités. L'état affectif
et moral est difficile à explorer. On constate cependant que quelques préoccupations érotiques nuancent son délire. Mais, comme
ses actes antérieurs, elles paraissent plutôt tenir à la salacité spéciale des déments. Quoi qu'il en soit, la chemise de D... présente
souvent des taches de sperme.

Pour terminer ce chapitre et tirer des observations qui
précédent les conclusions pratiques, nous n'aurons qu'à
rappeler ce que nous disions au début, c'est-à-dire que
l'hérédité est essentiellement variable dans ses manifestations, aussi bien dans la période terminale que dans la
période d'état de la folie ; que souvent elle ne se traduit

par rien d'apparent et que les signes qui la révèlent quand
ils existent sont ou l'absence de tout affaiblissement intellectuel, ou un affaiblissement à marche remarquablement
lente, ou enfin une démence très précoce, frappant
parfois d'emblée, parfois précédée d'une courte période
de suractivité intellectuelle.

INDEX BIBLIOGRAPHIQUE

BACHELEZ. — *La folie à double forme.* Thèse. Inaug. Paris, 1871.

BALL. — *Encéphale*, 1881, 1883, 1884.

BILLOD. — Des effets comparatifs de la chronicité et de l'hérédité. *Ann med. psych.*, 1879.

BRIGHAM. — *Ann. med. psych.*, 1850.

CAMPAGNE. — *Traité de la manie raisonnante*, 1868.

COTARD. — Art. Folie du *Dict. encycl. des sciences méd.*, 1873.

DAGONET. — *Traité des maladies mentales*, 1862

DOUTREBENTE. — *Ann. med. psych.*, 1869.

ESQUIROL. — *Traité des maladies mentales*, 1835.

FALRET. — *Ann. méd. psych.*, 1867.

FOVILLE. — Art. Folie du *Nouv. dict. de med. et de chir. prat.*, 1872.

   — Art. Idiotie. *Ibidem.*

GRAINGER STEWART. — *Ann. méd. psych.*, 1864.

GAUTHIER. — *De la démence précoce chez les jeunes aliénés héréditaires.* Thèse de Paris, 1884.

KNACHT. — *Allgemeine Zeitschrifft für Psychiatrie*, 1884.

KRAFFT-EBING. — *Ibidem*, 1869.

LUCAS PROSPER. — *Traité de l'hérédité*, 1849.

LEGRAND DU SAULLE. — *Gazette médicale*, 1872. Leçons sur la folie héréditaire.

MAGNAN. — *Progrès médical.* Clinique de Sainte-Anne, 1883.

MANDSLEY. — *Pathologie de l'esprit*, 1883.

MARCÉ. — *Traité des maladies mentales*, 1862.

MOBIUS. — *Allg. Zeits. f. psych.* (Ueber nervose Familien) 1884.

MOREAU DE TOURS. — *Union médicale*, 1852.

MOREL. *Études cliniques*, 1856.

— *Traité des dégénérescences intellectuelles, physiques et morales*, 1857.

— *Archives de médecine*, septembre 1859.

— *Traité des maladies mentales*, 1859.

PINEL. — *Traité médico-philosophique sur l'aliénation mentale*, 1801.

RIBOT. — *L'hérédité psychologique*, 1882.

RITTI. — Art. Folies diverses. *Dict. encycl. des sc. méd.*, 1872.

SAURY. — *Ann. méd. psych.*, 1884.

TARDIEU. — *Étude médico-légale sur la folie*, 1872.

THOMSON. — *Mental science*, 1870.

VOISIN. — Art. Hérédité, du *Nouv. dict. de méd. et de chir. prat.*, 1872.

TABLE DES MATIÈRES

LYON. — IMPR. PITRAT AINÉ, 4, RUE GENTIL